QUE SAIS-JE ?

La grossesse et le tabac

Tabac et cannabis

MICHEL DELCROIX

DU MÊME AUTEUR

Soins en gynécologie obstétrique (en coll. avec Conchita Gomez), Paris, Maloine, 2005, 458 p.
Décision en gynécologie obstétrique (en coll. avec B. Guérin du Masgenet), Paris, Vigot, 2e éd., 2001, 708 p.
100 QCM corrigés. Gynécologie Obstétrique, Paris, Maloine, 1999, 182 p.
Infections gynécologiques, Paris, Masson, 1994, 342 p.
Naître aujourd'hui « Une autre pratique de la médecine périnatale » (en coll. avec Dr Éliane Feldman-Desrousseaux), Paris, InterÉditions, 1990, 251 p.

ISBN 978-2-13-057250-3

Dépôt légal – 1re édition : 2011, mai

Préface

GROSSESSE, TABAC, ALCOOL ET CANNABIS

La France est malheureusement aujourd'hui le pays d'Europe où les pourcentages de femmes enceintes, fumeuses de tabac et de cannabis ou consommatrices d'alcool sont les plus élevés. Cette situation représente un défi majeur pour la santé publique de notre pays, tant les conséquences de la consommation de ces produits durant la grossesse sont importantes et sévères. Ces conséquences sont aussi bien individuelles (pour la mère ou l'enfant, comme le handicap après un syndrome d'alcoolisation fœtale – SAF) que collectives (coût financier de prises en charges lourdes et longues) et enfin, elles réduisent l'investissement des professionnels de santé et le bénéfice des progrès médicaux.

La marge d'amélioration de la qualité des soins périnataux, comme celle de l'allaitement maternel, passe par l'amélioration de la prévention et de la prise en charge des consommations à risques maternelles. Les enfants à naître, pour garder intactes toutes leurs potentialités, doivent être protégés de l'exposition aux toxiques maternels liés au tabac, à l'alcool ou au cannabis. Les conséquences néfastes de ceux-ci sur le bon déroulement de la grossesse et sur l'enfant sont nombreuses : risque d'accouchement prématuré, de retard de croissance intra-utérin, de mort subite du nourrisson, d'asthme, d'obésité, de diabète et d'hypertension à l'âge adulte, risque neurologique de handicap mental et syndrome d'alcoolisation fœtale, et la liste est encore longue.

L'ouvrage du Pr Delcroix participe, par son caractère didactique, à cette entreprise de pédagogie, et va contribuer à améliorer les pratiques professionnelles qui doivent désormais savoir intégrer la prévention de ces addictions. Il aborde les différentes facettes de cet enjeu majeur que nous avons collectivement la charge de combattre. Car, à travers le panorama complet qu'il dresse, il devient évident que les aspects psycho-socio-médicaux mais aussi sociétaux de ces comportements addictifs exposent dangereusement encore beaucoup trop d'enfants à naître. Les complications consécutives à l'exposition prénatale à ces toxiques renforcent notre détermination à développer une stratégie ambitieuse de prise en charge complète, qui doit reposer sur une approche concertée allant de la prévention, par l'information des futurs parents (mères et pères), à l'émergence d'une prise de conscience sociétale des handicaps, pourtant évitables, liés à ces consommations, en passant par la mise en œuvre d'un plan global de formation et de soins impliquant tous les personnels de santé susceptibles d'intervenir autour de la femme enceinte (maternités, services de protection maternelle infantile (PMI), personnels libéraux, équipes spécialisées d'addictologie.

Toutes les femmes enceintes, durant leur suivi prénatal, en consultations ou en hospitalisation (plus de 20 rendez-vous avec les séances de préparation à la naissance) devraient trouver auprès des personnels de santé l'aide dont elles ont besoin pour réussir à protéger leur enfant de l'exposition aux toxiques. Elles pourront en effet, grâce à l'amélioration des pratiques des professionnels, bénéficier d'une prise en charge optimale, fondée sur les principes thérapeutiques reconnus par les conférences de consensus « Grossesse et tabac » et « Grossesse et alcool ».

Pour les professionnels de la périnatalité, un plan visant à intégrer la prise en charge des addictions dans une démarche d'éducation thérapeutique va être engagé, en impliquant les agences régionales de santé (ARS) au niveau de chaque région et, localement, les établissements de santé ou les personnels de santé. Ceux-ci pourront ainsi mettre en œuvre les recommandations des conférences de consensus précédemment citées, en particulier la mesure du monoxyde de carbone (CO) expiré, l'utilisation des autoquestionnaires durant le suivi des différentes étapes de la grossesse (de la consultation préconceptionnelle au suivi postnatal), pour le repérage du risque tabac, cannabis ou alcool. Ces choix stratégiques, en rejoignant la dimension médico-psycho-sociale et symbolique forte de la grossesse et en apportant aux professionnels concernés le soutien nécessaire, permettront de mieux préserver l'intégrité et la santé des enfants à naître. C'est un devoir que nous devons tous partager.

Nora Berra,
Secrétaire d'État en charge de la Santé

Chapitre I

CONSOMMATIONS FÉMININES À RISQUES

I. – Femmes en dépendance : images et construction des comportements[1]

Dans les années 1950 à 1970, avec l'essor de la publicité, la cigarette se répand largement parmi les femmes de tous les milieux sociaux. Le marketing des cigarettiers, en ciblant les femmes et les adolescentes, s'ingénie à donner l'illusion d'une image sociale positive de la fumeuse. En associant la cigarette à la symbolique de l'épanouissement et de liberté de la femme, la société moderne enjoint en réalité aux femmes de s'automutiler, c'est-à-dire de sacrifier leur féminité en contrepartie de la liberté promise. La normalisation du tabagisme féminin est à regarder comme une forme moderne non autoritaire de mutilation, compensant l'extension des droits de la femme[2]. À un âge de plus en plus précoce, cigarettes, joints ou ivresse deviennent un mode de socialisation pour de plus en plus d'adolescents ou d'adolescentes[3].

1. Sledziewski E. G., *Dépendances (tabac, cannabis, alcool) et parentalité : du désir d'enfant à l'allaitement maternel*, 11e RN APPRI-Maternité sans tabac-ANSFT, Hôpital Expo, Paris, 18-19 mai 2010.

2. Sledziewski E. G., L'image du tabagisme féminin en France, *in* Delcroix M., Gomez C., Thomas D., Jacquetin B., Marquis P., *Intoxication tabagique chez la femme enceinte. Prise en charge gynécologique des femmes fumeuses*, Elsevier Masson, Paris, 2010, 39-L-20.

3. Lert F., Éditorial, *BEH*, InVS, mars 2009, 85, 10-11.

Depuis des décennies, le marketing des cigarettiers est basé sur le conditionnement : « vendre la croyance que les femmes se sentiront mieux en fumant, choisir sa marque de cigarettes et fumer va bientôt paraître indispensable pour exister, s'épanouir et réussir »[1]. L'image de la femme fumeuse tend à s'inscrire dans l'imaginaire comme la représentation du corps idéal de la femme. Les injonctions à ressembler à cette image perturbent plus ou moins gravement l'estime de soi de plus en plus d'adolescentes ou de jeunes femmes, dépendantes autant de leurs top modèles que de leurs nouveaux comportements à risques.

Comme la cigarette est devenue objet symbolique de libération de la femme, parler d'aliénation de la cigarette rend suspect de sexisme[2]. Pourtant les cigarettiers, en ciblant les femmes à travers la promotion de mannequins et de stars utilisées comme de puissants modèles identificatoires de réussite sociale et d'émancipation, parviennent à recruter toujours plus de nouvelles consommatrices : dans notre pays, chaque heure, sept nouveaux jeunes consommateurs remplacent les sept adultes qui arrêtent ou décèdent prématurément à cause du tabac.

Facteurs de vulnérabilité, consommations à risques : tabac, alcool, cannabis[3]. – De nombreux facteurs socio-économiques et culturels peuvent participer à la

1. Lenglet R., *Lobbying et santé ou comment certains industriels font pression contre l'intérêt général*, Éd. Pascal, Paris, 2009.

2. Sledziewski E. G., La fumeuse et son corps. Images et pratiques corporelles in *Actes des 7*[es] *Rencontres nationales Femmes et addictions*, APPRI, Angers, mai 2006, p. 148-150.

3. Has/Le suivi médical de la grossesse. Extrait des recommandations professionnelles de la grossesse « Suivi et orientation des femmes enceintes en fonction des situations à risque identifiées, mai 2007, fiche 7.

vulnérabilité des femmes enceintes consommatrices de tabac, alcool ou cannabis :

– exposition à ces substances psychoactives avant la naissance ;
– abus et mauvais traitements subis pendant l'enfance ou l'adolescence ;
– violences conjugales ;
– troubles psychiques ou comportementaux (dépression, déficience mentale, troubles de la personnalité, impulsivité...) ;
– difficultés socio-économiques, absence de domicile fixe et ou de diplôme et ou de travail, précarité, prostitution ;
– consommation de l'entourage : conjoint, parents, fratrie.

Les femmes en situation de précarité socio-économique ou psychoaffective ont le plus souvent des consommations à risques, avec leurs effets amplificateurs dans les inégalités de santé[1]. Le conditionnement psychosocial, avec ses représentations et modèles de consommations, explique l'extension des ivresses alcooliques ou cannabiques chez certaines adolescentes dans les filières de formations professionnelles et aussi chez certaines étudiantes des professions de santé ou de management. Dès lors, les consommations à risques concernent et concerneront de plus en plus de femmes enceintes ou en désir de le devenir.

Seule une stratégie globale médico-sociale de promotion de la santé, intégrant les parents et les rouages d'une société vouée au lobbying des cigarettiers et des alcooliers, peut corriger la dérive actuelle des comportements à risques des 13-15 ans.

1. Beck F., Guilbert P., Gautier A., *Baromètre santé 2005*, INPES, Saint-Denis, 2007.

II. – Tabagisme des adolescentes[1]

Plus l'initiation à la cigarette se fait à un âge précoce pour l'adolescente, plus grand est son risque de devenir dépendante et/ou d'avoir d'autres consommations à risques (alcool, cannabis, cocaïne, ecstasy). Le conditionnement du marketing, avec ses consommations à risques, ou à troubles graves, conduit à dénormaliser la physiologie féminine et à faire voir et penser la minceur ou la maigreur (de celle qui fume), comme norme sociale. En 2008, près d'une fille sur deux qui est fumeuse et âgée de 13 ans, fume des cigarettes « Pink » vendues dans des paquets de couleur rose identique à celle de « la panthère rose ». Ce marketing normatif est parfaitement ciblé. Schématiquement, la cigarette consommée de plus en plus tôt ouvre la porte aux autres consommations ou comportements à risques pour de nombreuses adolescentes, en pleine crise identitaire et pubertaire. L'analyse de l'évolution récente des comportements des filles âgées de 17 ans montre que la cigarette accompagne chez celles-ci les premières ivresses alcooliques et/ou la consommation de cannabis.

Tableau 1. – **Consommations à risques des filles***
(âgées de 17 ans – France métropolitaine, 2008)

Tabac	– usage dans le mois	39,4 %
	– usage quotidien	27,9 %
Alcool	– usage dans le mois	74,2 %
	– usage régulier	4,0 %
Cannabis	– usage dans le mois	19,8 %
	– usage régulier	3,9 %

* d'après Mermet G., *Situation sanitaire : la santé*, Francoscopie : tout sur les Français, Larousse, Paris, 2009, p. 39-71.

1. Delcroix M., Gomez C., Tabac, *in* Reynaud C., *Traité d'addictologie*, Flammarion, Paris, 2006, 114 : 753-760.

Les adolescentes les plus vulnérables ayant une faible estime d'elles-mêmes sont celles qui sont les plus nombreuses à fumer et à s'alcooliser, à avoir des pratiques sexuelles à risques, à connaître des échecs contraceptifs ou recourir le plus à l'interruption volontaire de grossesse (IVG). L'apprentissage social basé sur l'« imitation de modèles » et les schémas cognitifs acquis dans l'enfance guident les attitudes et les relations aux autres[1]. Par la promotion pour la santé commencée tôt, il est possible de développer chez les jeunes un libre arbitre et une capacité de refus d'être manipulés par les cigarettiers ou les alcooliers.

Figure 1. – **Pourcentage des fumeuses en France* depuis 1980**

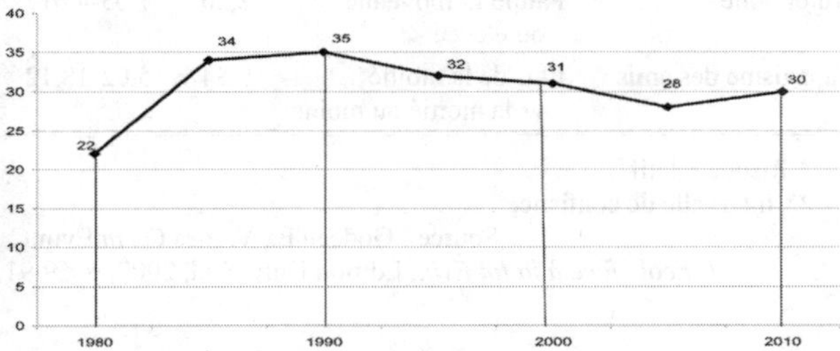

*En pourcentage de la population de plus de 15 ans.
Source : enquête INPES 2010.

C'est à l'adolescence que l'initiation au tabagisme guette le plus de jeunes filles actuellement[2]. Dans les

1. Mirabel-Sarron C., Les thérapeutiques comportementales et cognitives *in* Guelfi J.-D., Rouillon F., *Manuel de psychiatrie*, Elsevier Masson, Paris, 2007, 24-3 : 572-577.

2. Delcroix M., Jacquemont M.-L., *Le Tabagisme féminin. Décision thérapeutique en médecine générale*, mars 2004, 10, 6-13.

médias, les films et la vie quotidienne, les mannequins ou autres top models sont autant de modèles identificatoires puissants. Parallèlement le tabagisme maternel et ou paternel influence celui des enfants : le risque de fumer à l'adolescence est plus élevé quand la mère et/ou le père fument[1]. Les enfants de fumeurs sont aussi plus nombreux à être autorisés à fumer à la maison (8,7 % si mère fumeuse, *vs* 2,6 % chez les autres).

Tableau 2. – **Résultats de la régression logistique du tabagisme des filles**[2]

		*RR**	*IC** à 95 %*
Estime de soi	Plutôt mauvaise *vs* plutôt bonne	3,62	1,75-7,47
Autonomie	Faible *vs* moyenne ou élevée	2,20	1,05-4,61
Tabagisme des amis	Plus de la moitié *vs* la moitié ou moins	9,54	5,02-18,12

* Risque relatif[3].

** Intervalle de confiance[4].

Source : Godeau E., Vignes C., *in* Évin C., *L'École face à la loi Évin*, Édition Univ. Sud, 2007, p. 69-91.

1. Godeau E., Navarro F., Vignes C., Tabac *in* Godeau E., Grandjean H., Navarro F., *La Santé des élèves de 11 à 15 ans en France*, INPES, 2002, 143-154.

2. Berger D., et coll., *Éducation à la santé : enjeux et dispositifs à l'école*, Éd. Universitaires Sud, 2010, 611 p.

3. Le risque relatif mesure le rapport entre le risque encouru par une population exposée à un traitement (en l'occurrence, les fumeurs) et une population témoin non exposée au traitement (les non-fumeurs). Lorque RR = 1, le traitement est sans efficacité ; lorque RR < 1, l'effet est bénéfique ; lorsque RR > 1, l'effet est délétère.

4. « Intervalle de valeurs qui a 95 % de chances de contenir la vraie valeur du paramètre estimé », *Interprétation des essais cliniques pour la pratique médicale*, Michel Cucherat, www.spc.univ-lyon1.fr/polycop.

Adolescentes, contraception et tabac. – Parmi les facteurs associés aux relations hétérosexuelles précoces (15 ans ou avant) chez les adolescentes[1], on retrouve le tabagisme quotidien et les ivresses répétées (cf. tableau 3).

Tableau 3. – **Consommations à risques et précocité des rapports sexuels***

Consommations à risques	*Rapports sexuels précoces : RR*
tabagisme quotidien	3,1
deux ivresses ou plus	3,2
cannabis (expérimentation)	1,9

* Risque relatif (RR) chez les filles âgées de 15 ans.

Source : d'après Navarro F. en 2009[2].

C'est parmi les fumeuses journalières que la précocité de l'expérimentation de l'alcool et du cannabis est le plus souvent observée. Entrés plus tôt dans une vie sexuelle active que leurs homologues de 39 autres pays, les élèves français (HBSC[3]) sont aussi parmi les plus grands consommateurs de cannabis[4].

1. Godeau E., Vignes C. *et al*, *Facteurs associés à une initiation sexuelle précoce chez les filles : données françaises de l'enquête internationale Health Behaviour in School-aged Children (HBSC/OMS)*, Elsevier Masson, 2008, 36, 2, 127-242.

2. Navarro F., Facteurs associés à la précocité des rapports sexuels chez les filles de 15 ans, (n = 1 159), *in* 10e Rencontres nationales Addictions et santé des femmes, APPRI, Montpellier, 9 octobre 2009.

3. Enquête *Health Behaviour in School-Aged Children (HBSC)*, actualisée tous les quatre ans, cette fois de mars à juin 2006, Service médical du rectorat de Toulouse en collaboration avec unité INSERM U558, financée par l'INPES, l'OFDT, la CANAM.

4. OCDE-PISA, *Technical Report*, 2000-2006, www.ocde.org

La confidentialité et la facilité de recours aux consultations médicales pour contraception renforcent la responsabilisation des adolescentes, de même toute facilitation au recours à la prise en charge pour l'arrêt du tabagisme.

Chez l'adolescente, l'aide à l'arrêt du tabac est à inscrire dans une démarche globale de mieux-être psychocorporel et d'estime de soi en favorisant l'activité physique et sportive. Celle-ci procure non seulement une sensation de bien-être en stimulant le système dopaminergique, mais prévient aussi l'excès ou la prise de poids en réduisant la masse graisseuse. L'effet coupe-faim de la cigarette explique sa consommation par de nombreuses adolescentes en surpoids ou qui se voient trop grosses. C'est pourquoi le soignant doit toujours y apporter une grande attention, d'autant que sur le plan médical, l'indice de masse corporel (IMC) excessif constitue en soi un facteur de risque vasculaire et métabolique. De nombreuses adolescentes se déclarent trop grosses. Cet abaissement de l'estime d'elles-mêmes vient moins de la réalité des modifications de leur apparence physique que du regard porté sur elles-mêmes. Ce regard dépend largement des pressions de l'environnement social et de l'image du corps féminin idéalisé par la cigarette. C'est l'écart que l'adolescente perçoit entre ce qu'elle pense être et ce qu'elle pense devoir être qui détruit son estime d'elle-même. Ces conflits d'image associés aux changements physiques sont cause de souffrance psychique ou de vulnérabilité émotionnelle. Les conséquences délétères en seront d'autant plus marquées que l'adolescente vit des conditions personnelles difficiles, comme des violences parentales ou des abus sexuels.

L'aide apportée est d'autant plus efficiente que les adolescentes se sentent écoutées dans leurs préoccupations ou représentations et bénéficient de conseils et repères clairs pour choisir leurs priorités. Tous les professionnels de santé : gynécologues, médecins, sages-femmes, infirmières, pharmaciens peuvent contribuer à la réussite de la prévention car les adolescentes qu'ils rencontrent leur font confiance. Ainsi, chaque demande de contraception ou consultation devient une opportunité pour informer sur les risques des coaddictions ou des infections sexuellement transmises (IST). Le numéro de Tabac-Info-Service (39 89) offre une aide pour l'arrêt. Cette ligne de l'INPES permet aux femmes fumeuses, enceintes ou non, qui le demandent d'avoir une demi-heure d'entretien avec un tabacologue et de se faire appeler 5 fois 15 minutes à l'heure de leur choix au cours de l'arrêt. Elle est ainsi une véritable aide pour les professionnels de la naissance (et autres) qui n'ont pas le temps nécessaire à proposer à leurs patientes.

Entre 2007 et 2010, la consommation de tabac a plus que doublé chez les collégiens parisiens. C'est ce que révèle l'enquête annuelle « Paris sans tabac », auprès de 35 000 élèves de 12 à 19 ans. L'association voit l'échec du 2e Plan cancer et accuse le gouvernement de mener depuis 2008 une politique « protabac », en baissant notamment les subventions des actions de lutte contre le tabagisme. En trois ans, la consommation de tabac a augmenté principalement chez les filles. L'Alliance contre le tabac indique que les jeunes Français sont désormais les plus gros fumeurs d'Europe et s'insurge contre « le manque d'engagement politique »[1].

1. Enquête *Paris sans tabac*, *Le Point*, 17 mai 2010 in *Tabac et liberté : réseau de médecine*, Lettre trimestrielle d'information, année 15, 2010, nº 59, p. 5.

Cannabis chez les adolescentes[1]. – Le dernier rapport annuel de l'Observatoire européen des risques et des toxicomanies (OFDT) est alarmant[2] : le cannabis est la drogue illicite la plus consommée par les jeunes âgés de 15 ou 16 ans, habituellement associé au tabac et/ou à l'alcool. Actuellement, la consommation régulière de cannabis concerne 1 % des filles âgées de 16 ans[3]. Les adolescents français sont les plus grands consommateurs de cannabis en Europe, avec l'Espagne et le Royaume-Uni[4] (cf. figure 2).

Figure 2. – **Expérimentation du cannabis chez les filles de 17 ans 1993-2008**

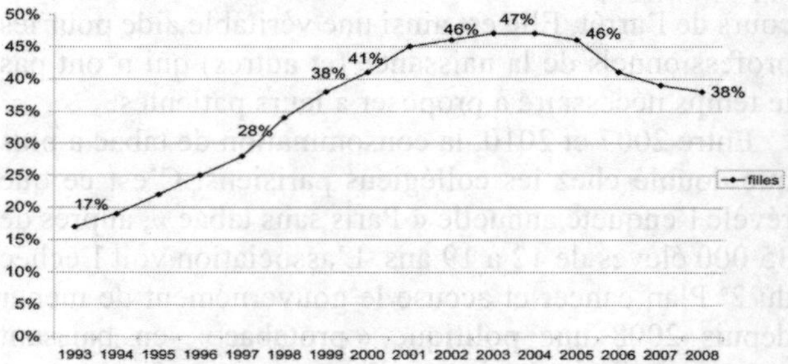

Source : OFDT-ESCAPAD, 2008.

1. Blecha L., Belkacem A., Karial L., Benyamina A., Épidémiologie et clinique, *in* Lejoyeux M., *Addictologie*, Elsevier Masson, 2009, 11, 163-185.
2. www.emcdda.europa.eu
3. Beck F., Guilbert P., Gautier A., *Baromètre santé 2005*, *op. cit.*, source OFDT.
4. ESPAD 2003 et 2007 : *European School Survey Project on Alcohol and other Drugs*, The Swedish Council for Information on Alcohol and Other Drugs (CAN), INSERM-U472, OFDT/Ministère de la Jeunesse, de l'Éducation nationale et de la Recherche (MJENR).

Les conséquences de la consommation de cannabis sont plus graves chez les femmes, qu'elles soient sous contraception estroprogestative ou enceintes. Le cannabis est fumé sous forme de joints en mélangeant de la résine de cannabis à du tabac ou plus rarement seul, sous forme de marijuana. Les effets psychotropes du cannabis sont dus à son principe actif, le tétrahydrocannabinol (THC). La dangerosité du cannabis tient d'abord au fait que le joint produit 3 à 6 fois plus de monoxyde de carbone (CO) qu'une cigarette.

Malgré la loi de 1970, la plus répressive d'Europe, la France est le pays où la proportion de consommateurs est la plus élevée, notamment chez les lycéens ou les étudiants. La banalisation du cannabis, associée à ses effets psychotropes euphorisants, donne le sentiment à beaucoup d'adolescentes ou de jeunes femmes que fumer des joints est anodin. Pourtant, les consommateurs réguliers de joints ou d'alcool voient leurs capacités d'apprentissage et d'investissement psychosocial ou affectif s'altérer rapidement. En France, ces 15 dernières années l'expérimentation du cannabis chez les filles a plus que doublé passant de 17 à 38 % avec un pic à 47 % en 2003. L'initiation au cannabis des adolescentes à 15 ans[1], un à deux ans après la cigarette, augmente le risque de dépendance.

L'usage du cannabis au moment de l'adolescence est associé ultérieurement vers l'âge de 20 ans à un risque augmenté de psychose. Une étude portant sur 1 606 adolescents suivis de 10 à 18 ans montre que la précocité du tabagisme

1. Beck F., Legleye S., Maillochon F., de Perretti G., *Le Rôle du milieu social dans les usages de substances psychoactives des hommes et des femmes*, in *Femmes et Hommes : regards sur la parité*, INSEE, 2008, 65-82.

détermine la consommation de cannabis[1]. Chez les étudiants sages-femmes, le cannabis est consommé plus d'une fois par semaine par 7 % d'entre eux, la chicha consommée plus d'une fois par mois par 20 % des étudiants[2].

III. – Effets bucco-dentaires, cutanés, gynéco-urologiques

Effets bucco-dentaires. – Les maladies parodontales[3], gingivite et parodontite, sont deux à sept fois plus fréquentes chez les fumeuses que chez les non-fumeuses. Elles augmentent le risque d'accouchement prématuré ou de retard de croissance intra-utérin. En conseillant aux femmes enceintes de consulter un chirurgien-dentiste, on peut assurer à la fois le dépistage et le traitement des infections parodontales. Le tabagisme et l'inadéquation des mesures d'hygiène bucco-dentaire sont les deux principaux facteurs de la virulence des bactéries anaérobies, responsables de la parodontite. Celle-ci explique la mauvaise haleine, ou halitose qui est deux fois plus fréquente chez les fumeuses[4].

Effets cutanés. – L'acné, particulièrement fréquente chez les adolescentes, est constamment aggravée par

1. Korhonen T. *et al.*, *Externalizing Behaviour Problems and Cigarettes smoking as Predicators of Cannabis Use: The Trails, Study*, J. Am Acad Child Adolesc Psychiatry, 2001, 49, 1, 61-69.

2. Gomez C., Delcroix M., Dautzenberg B., Enquête nationale sur les habitudes de consommation de tabac, chicha et cannabis chez 3 463 étudiants sages-femmes en 2008, *in* Delcroix M., Gomez C. *et al.*, *op. cit.*

3. Delcroix M., Pourquoi la mauvaise haleine est plus fréquente chez la femme fumeuse ? *in* sevrage tabagique pratique, janvier 2005, nº 5.

4. Boutigny H., Boschin F., Delcourt-Debruyne E., *Maladies parodontales, tabac et grossesse, Journal de Gynécologie Obstétrique et biologie de la reproduction*, 2005, vol. 34, hors-série nº 1, 3S74-3S83.

le tabagisme. Il existe une relation linéaire entre le nombre de cigarettes et la prévalence ou la sévérité de l'acné[1]. La consultation médicale pour celle-ci devrait donc représenter une opportunité pour prévenir et prendre en charge le tabagisme simultanément à la prescription d'un contraceptif oral à efficacité antiacnéique. Éviter ou arrêter le tabac pour une femme, c'est éviter le vieillissement rapide de sa peau : cet argument pourrait être davantage utilisé pour motiver les jeunes fumeuses à refuser la cigarette et renforcer leur sentiment d'efficacité vis-à-vis de leur capital santé[2].

Par ailleurs, les piercings[3] s'inscrivent dans la mouvance de certains modes de vie comprenant les consommations à risques : tabac, alcool, cannabis. Les piercings sont réalisés par environ 100 000 personnes chaque année en France. Les piercings sur les organes génitaux externes, vulve, clitoris, seins augmentent les risques d'infection ou de séquelles esthétiques[4]. Les adolescentes en demande de contraception devraient être mieux informées de ces risques par les personnels de la médecine scolaire ou des centres de planification.

1. Schäfer T. *et al.*, *Epidemiology of Acne in the general Population: the Risk of Smoking*, Br J Dermatol, 2001, 145, 100-104.

2. Doshi D. N., Hanneman K. K., Cooper K. D., *Smoking and skin againg in identical twins*, Arch Dermatol, 2007, 143, 1543-1546.

3. Civatte J., Bazex J., « Piercings » et tatouages : la fréquence des complications justifie une réglementation *in* Bulletin de l'Académie nationale de médecine, 2007, 191, n° 9, 1819-1838.

Lamann A. E., Derick A. J. *et al.*, « Tattoos and body piercing in the United States: a national data set », *Journal of American Academy of Dermatology*, 2006, 55, 413-421.

4. Skegg K. *et al.*, « Body piercing, personality and sexual behaviour », *Archives of Sexual Behavior*, 2007, 36, 1, 47-54.

Le tabagisme augmente en outre le risque du lupus érythémateux[1]. Il aggrave aussi les lésions du psoriasis[2], ce qui en accentue l'atteinte de l'image corporelle du psoriasis comme la souffrance psychique.

Effets gynéco-urologiques. – La vaginose bactérienne, infection vaginale due au remplacement de la flore normale à lactobacilles par des germes, principalement anaérobies, de la flore intestinale, se manifeste par des pertes blanches, liquides abondantes et malodorantes. La vaginose, deux fois plus fréquente chez les fumeuses, est aussi favorisée par les pratiques sexuelles à risques et des conditions d'hygiène précaires[3].

Le tabac multiplie par deux fois et demie le risque d'incontinence urinaire d'effort (IUE)[4], notamment par le risque lié à la toux, plus fréquente chez les fumeuses. Le tabagisme réduit aussi les qualités de la sangle périnéo-abdominale, ce qui majore aussi après l'accouchement les risques d'IUE et de prolapsus[5].

Les violences conjugales sont les formes les plus fréquentes et les plus insidieuses des violences faites aux

1. Costenbader K. H. *et al.*, « Cigarette smoking and the risk of systemic lupus erythematosus: a meta-analysis », *Arthritis & Rheumatism*, 2004, 50, 849-857.

2. Raychaudhuri S. P., Gross J., « Psoriasis risk factors: role a lifestyle practices », *Cutis*, 2000, 66, 348-352.

3. Rugpao S. *et al.*, « Risk Factors bactérial vaginosis incidence in young adult Thai women », *Sexually Transmitted Disease*, 2008, 35,7, 643-648.

4. Hennestad Y. S. *et al.*, « Are smoking and other of lifestyle factors associated with female urinary incontinence?, The Norwegian EPINCONT Study », *BJOG*, 2003, 110, 3, 247-254.

Jacquetin B., Incontinence urinaire d'effort, troubles de la statique pelvienne et tabac, *in* Delcroix M., Gomez C., Thomas D., Jacquetin B., Marquis P., *op. cit.*

5. Boudet-Vidal B., Incontinence urinaire d'effort et tabac, *in* Delcroix M., Gomez C., Thomas D., Jacquetin B., Marquis P., *op. cit.*

femmes[1]. Ces violences, physiques ou sexuelles, avec ou sans lésions visibles, sont souvent méconnues des professionnels de santé. Il existe une corrélation forte entre violences par le partenaire intime et l'abus de substances : les femmes victimes fument plus, boivent plus d'alcool et se droguent davantage. Elles sont moins aptes à arrêter la cigarette ou leurs consommations d'alcool ou de cannabis. Plus les violences sont sévères, plus le pourcentage de fumeuses est important.

Monoxyde de carbone (CO) et toxiques de la fumée de tabac. – Parmi les 4 000 composés toxiques de la fumée de tabac, le monoxyde de carbone (CO) est le plus dangereux pour le fœtus en raison de son affinité pour l'hémoglobine fœtale, 450 fois supérieure à celle de l'oxygène[2]. En plus des gaz liés à la combustion (CO, CO_2, dioxyde d'azote), la fumée contient de nombreuses substances irritantes : phénols, acides organiques, benzoquinones, butadiène, acétaldéhyde, acétone, formaldéhyde, ammoniac. La fumée de tabac contient aussi de nombreux cancérigènes : 2-naphtylamine et 4-aminobiphényl, benzène, chlorure de vinyle, oxyde d'éthylène et des métaux toxiques (arsenic, cadmium et plomb). La fumée est un aérosol fin composé d'une phase gazeuse et d'une phase particulaire. Le CO, produit lors de la combustion incomplète représente 2 à 5,5 % des gaz de la fumée de cigarette (cf. tableau 4 sur page 22). Le CO se fixe sur l'hémoglobine pour

1. Desurmont M., Rouge-Maillard C., Violences conjugales et tabac, *in* Delcroix M., Gomez C., Thomas D., Jacquetin B., Marquis P., *op. cit.*
2. Gourlain H., Galliot Guilley M., « Quels sont les outils diagnostiques chez le nouveau-né de l'exposition anténatale au tabagisme ? Expérience toxicologique », *Journal of Obstetrics & Gynecology and Reproductive Biology*, Elsevier Masson, Paris, 2005, vol. 34, hors-série nº 1, 3S255-3S264.

Tableau 4. – **Composition de la fumée de tabac, courants principal/secondaire**

	Type de toxicité	*Quantité dans le courant principal/ cigarette*	*Ratio courant secondaire/ principal*
Phase gazeuse			
Monoxyde de carbone	toxique	26,8-61 mg	2,5-14,9
Benzène	cancérogène	400-500 µg	8-10
Formaldéhyde	cancérogène	1 500 µg	50
3-vinylpYridine	suspect cancérogène	300-450 µg	24-34
Cyaninde d'hydrogène	toxique	14-110 g	0,06-0,4
Hydrazine	suspect cancérogène	90 ng	3
Oxydes d'azote (NOx)	toxique	500-2 000 µg	3,7-12,8
N-nitrosodiméthylamine	suspect cancérogène	200-1 040 ng	20-130
N-nitrosopyrrolidine	suspect cancérogène	30-390 ng	6-120
Phase particulaire			
Goudrons	cancérogène	14-30 mg	1,1-15,7
Nicotine	toxique	2,1	1,3-21
Phénol	promoteur	70	1,3-3,0
Catéchol	suspect cancérogène	58-290 µg	0,67-12,8
O-Toluidine	cancérogène	3 µg	18,7
2-naphathylamine	cancérogène	70 ng	39
4-aminobiphényl	cancérogène	140 ng	3,1
Ben (a) anthracène	cancérogène	40-200 ng	2-4
Benzo (a) pyrène	cancérogène	40-70 ng	2,5-20
Quinoléine	cancérogène	15-20 µg	8-11
N-nitrosonornicotine	suspect cancérogène	0,15-1,7 µg	0,5-5,0
Nor nitrosocotinine	suspect cancérogène	0,2-1,4 µg	1,2-22
N-nitrosodiéthanolamine	cancérogène	43 ng	1,2
Cadmium	cancérogène	15-20 µg	7,2

Source : Bates « Composition de la fumée de tabac dans le courant principal et le courant secondaire », *in* Dautzenberg B *Le tabagisme passif*. La Documentation Française, 2001, 21-24

former la carboxyhémoglobine (HbCO) avec une affinité, par rapport à celle de l'oxygène, 230 fois supérieure pour l'hémoglobine maternelle et 400 fois supérieure pour l'hémoglobine fœtale. Ceci explique que les taux de HbCO fœtale sont toujours supérieurs à ceux de la mère. Une faible fraction reste dissoute dans le plasma et au-delà de 5 % de HbCO, un pourcentage variable se fixe sur les cellules nerveuses ou musculaires (myoglobine) et sur différents cytochromes. Sa toxicité est liée à l'hypoxie qu'il entraîne et dont les conséquences délétères sont fonction de sa durée, de son niveau ainsi que de l'âge gestationnel[1].

C'est la façon dont on tire sur la cigarette qui détermine le pourcentage de CO dans l'air inhalé. La plus grande partie (85 %) du CO inhalé se fixe sur les hématies maternelles pour former la carboxyhémoglobine. La demi-vie de l'HbCO est d'environ 4 heures chez la mère, de 12 heures chez le fœtus. Plus le taux d'HbCO s'élève, moins grande est la quantité d'oxygène disponible. L'exposition de rattes gravides à des taux élevés de CO[2] entraîne une toxicité beaucoup plus importante en fin de grossesse que durant la période embryonnaire. Le CO traverse la barrière placentaire. Le taux d'HbCO fœtale dépasse constamment de 10 à 15 % celui de HbCO maternelle.

1. Longo L. D., « The biological effects of carbon monoxide on the pregnancy woman, fetus, and newborn infant », *American Journal of Obstetrics and Gynecology*, 1977, 129, 69.

Longo L. D., Hill E. D., « Carbon monoxide uptake and elimination in fetal and maternal sheep », *American Journal of Obstetrics and Gynecology*, 1977, 232, 324.

2. Robkin M. A., « Carbon monoxyde and the embryo », *Indian Journal of Experimental Biology*, 1997, 41, 2, 283-289.

Chapitre II

TABAC ET GROSSESSE

I. – Tabac et grossesse : situation actuelle[1]

En France, aujourd'hui encore, un enfant sur cinq est exposé *in utero* au tabagisme de sa mère[2]. D'après « European perinatal health report » (2008), la France était en 2004[3] le pays ayant la plus grande proportion de fumeuses parmi les femmes enceintes (au troisième trimestre : 22 % *vs* 6 % en Suède, et *vs* 17 % pendant toute la grossesse au Royaume-Uni et 11 % en Allemagne).

L'exposition au tabac *in utero* augmente le risque d'avortement spontané, de grossesse extra-utérine, d'accouchement prématuré et d'hypotrophie. Or, celle-ci est un facteur de vulnérabilité. Le tabagisme des parents augmente les risques de mort subite du nourrisson et d'infections bronchopulmonaires. La France est le pays d'Europe avec la mortalité fœtale la plus élevée (9 pour 1 000, supérieure d'un tiers à celle observée en Russie et le triple de celle observée en Suède et

1. Conférence de consensus « Grossesse et tabac », *Journal de gynécologie obstétrique*, Elsevier Masson, Paris, 2005, vol. 33, hors-série nº 1, 480 p.

2. Tubiana M., « Le tabagisme », *Bull. Acad. Natle. Méd.*, 2009, nº 6, 1371-1385, séance du 9 juin 2009.

3. Euro-Peristat Project, avec SCPE, Europeristat, 2008, www.europeristat.com

en Finlande). La proportion de nouveau-nés de moins de 1 000 grammes a été multipliée par trois depuis 1990, or un poids de naissance faible est plus souvent associé à des séquelles nerveuses et intellectuelles sérieuses. De plus, la France est le pays européen où la proportion de nouveau-nés avec un poids compris entre 1 500 et 2 500 grammes est le plus élevé (supérieur de 83 % à celle observée en Suède). Ces constatations illustrent la gravité de la situation actuelle sur le plan sanitaire, social et financier, malgré les améliorations récentes.

Dans la plupart des pays, le pourcentage de fumeuses parmi les femmes enceintes est habituellement sous-estimé pour plusieurs raisons : tabagisme sous-déclaré avant et/ou durant la grossesse, enquêtes déclaratives et facultatives, qui manquent en outre de fiabilité, au contraire des résultats observés avec la mesure du CO expiré (cf. p. 42). Ainsi, lors du suivi prénatal, la question concernant la cigarette est à compléter par la mesure du monoxyde de carbone (CO) dans l'air expiré, qui seule objective le niveau de l'intoxication oxycarbonée.

Indicateurs de santé périnatale et tabagisme maternel. – En France, nous l'avons vu, 22 % des femmes fument durant toute leur grossesse, or ce taux très élevé, qui constitue un triste record européen, pénalise les différents indicateurs de périnatalité. Selon l'enquête française de l'INSERM de 21,8 % des femmes enceintes sont fumeuses toute leur grossesse en 2003[1].

1. Lelong N., Blondel B., Kaminski M., Évolution de la consommation des femmes pendant la grossesse en France de 1972 à 2003, *J Gynecol Obstet Biol Reprod*, Paris, 2010.

Tableau 5. – **Tabagisme**
et indicateurs de santé périnatale en Europe*

Pays	*% de fumeuses* *avant la grossesse*	*au 3e trimestre*	*Mortalité Fœtale pour 1 000*	*Poids de naissance < 1 500 g (%)*	*1 500 à 2 499 g (%)*
France	35,9	21,8	9,1	0,9	6,4
Royaume-Uni	33,0	17,0	5,7	1,5	6,1
Danemark	–	16,0	5,1	1,1	4,4
Pays-Bas	–	13,4	7,0	1,4	5,5
Finlande	15,4	12,4	3,3	0,9	3,4
Allemagne	–	10,9	3,5	1,3	5,9
Norvège	17,7	10,7	4,5	1,1	4,0
Espagne	19,6	–	3,2	0,9	6,7
Suède	8,9	6,3	3,1	0,8	3,5

*Euro-Péristat Project, with SCPE, Europeristat; European Perinatal Health Report, 2008, www.europeristat.com

Or, le tabac est la première cause évitable du faible poids de naissance inférieur à 2 500 grammes et de la grande prématurité, 2,5 fois plus fréquente pour les enfants des femmes fumant plus de dix cigarettes par jour[1]. Ainsi la plus fréquente des prises en charge inadaptées de la période périnatale concerne le tabagisme maternel[2].

1. Fantuzzi G. *et al.*, « Preterm delivery and exposure to active and passive smoking during pregnancy: a case-control study from Italy », *Paediatric and Perinatal Epidemiology*, 2007, 21, 194-200.

Nabet C. *et al.*, « Smoling during pregnancy according to obstetric complications and parity: results of the Europop study », *European Journal of Epidemiology*, 2007, 22, 715-721.

2. Richardus J. H. *et al.*, « Euronatal International Audit Panel, Differences in perinatal mortality and suboptimal care between 10 European regions: results of an international audit », *BJOG*, 2003, 110, 97-105.

Fertilité et tabagisme[1]. – Le rapport de la conférence de consensus[2] a confirmé les nombreux effets délétères du tabagisme sur la fertilité : les femmes fumeuses sont deux fois plus nombreuses à être infertiles que les non-fumeuses avec effets néfastes réversibles à l'arrêt du tabac et association entre tabagisme actif et augmentation du délai de conception. En 1998, la méta-analyse de C. Augood *et al*[3] sur une population d'environ 30 000 femmes, a montré que le délai de conception est augmenté de 60 % chez les fumeuses. Le tabagisme est responsable d'altérations structurelles à l'origine de la diminution de la fréquence des battements des cils tubaires ou de la contractilité tubaire.

En cas de tabagisme actif chez la femme, le risque relatif du délai de conception supérieur à un an est de 1,54 (IC : 1,19-2,01) par rapport aux non-fumeuses[4].

L'exposition au tabagisme *in utero* diminue la fertilité féminine ultérieure avec un taux de fécondité chez les non-fumeuses exposées *in utero* de 0,70 (0,48-1,03)[5] comparé aux non-fumeuses non exposées.

Même après prise en compte des facteurs de confusion (âge, niveau socio-économique, indice de masse

1. Delcroix M., Gomez C., Marquis P., Guibert J., *Tabac, fertilité et grossesse. Gynécologie obstétrique*, Elsevier Masson, Paris, 2007, 5-048-M-30, 16 p.

2. Conférence de consensus « Grossesse et tabac », *op. cit.*

3. Augood C., Duckitt K., Templeton A. A., « Smoking and female infertility: a systematic review and meta-analysis », *Human Reproduction*, 1998,13:1532-1539.

4. Hull M. G. *et al.*, Delayed conception and active and passive smoking. The Avon Longitudinal Study of Pregnancy and Childhood Study Team, *Fertility and Sterility*, 2000, 74(4),725-33.

5. Jensen T. K. *et al.*, « Adult and prenatal exposures to tobacco smoke as risk indicators of fertility among 430 Danish couples », *American Journal of Epidemiology*, 1998, 148, 992-997.

corporelle, fréquence des rapports, coaddictions), l'analyse épidémiologique montre que le tabagisme augmente le délai de conception (effet dose-dépendant et réversible)[1]. Le tabagisme est responsable de dysménorrhée et de cycles irréguliers ou courts et d'hypofertilité[2]. Chez l'homme, le tabagisme diminue la fécondance du sperme en entraînant une altération des trois paramètres majeurs que sont la mobilité, le nombre et la morphologie des spermatozoïdes. Le tabagisme entraîne des anomalies du spermogramme : réduction de la mobilité et de la densité des spermatozoïdes[3]. Les dysfonctions érectiles plus fréquentes, marqueur du risque vasculaire lié au tabagisme, peuvent survenir chez certains fumeurs dès l'âge de 35 ans. Le tabagisme masculin intervient comme facteur indépendant d'infertilité : il existe chez les couples féconds une relation entre tabagisme du conjoint et allongement du délai de conception supérieur à 6 mois ou augmentation de la prévalence des anomalies chromosomiques des spermatozoïdes d'hommes fumeurs. Les effets négatifs de l'exposition anténatale au tabagisme maternel entraînent chez les hommes une diminution du volume des testicules de 1,5 ml ainsi que celle de la concentration

1. Hughes E. G. *et al.*, « Randomized trial of a "stage-of-change" oriented smoking cessation intervention in infertile and pregnant women », *Fertil Steril*, 2000, 74, 498-503.

2. Hassan M. A., Killick J. R., « Negative lifestyle is associated with a significant reduction in fecundity », *Fertil Steril*, 2004, 81, 384-392.

3. Jensen T. K. *et al.*, « Association of *in utero* exposure to maternal smoking with reduced semen quality and testis size in adulthood », *Am J Epidemiol*, 2004, 15-, 49-58.

Sepaniak S. et coll., « Conséquences du tabac sur la fertilité masculine », *J Gynecol Obst Biol Reprod*, Elsevier Masson, Paris, 2005, vol. 34, hors-série nº 1, 3S102-3S111.

des spermatozoïdes responsable d'une hypofécondité de près de 30 %. L'exposition *in utero* des garçons au tabagisme maternel est ultérieurement une source d'altération des paramètres spermatiques et d'infécondité : taux de fécondité de 0,68 (0,48-0,97) pour les hommes non-fumeurs exposés *in utero* comparés aux non-fumeurs non exposés *in utero*.

Procréation médicalement assistée (PMA) et tabac. – La diminution de la fécondité dépend de l'importance du tabagisme et de sa durée, c'est-à-dire de l'âge d'initiation.

L'action délétère des toxiques de la fumée du tabac sur la fonction ovarienne explique la réponse ovarienne moins bonne et le taux d'œstradiol moins élevé à la stimulation de l'ovulation.

Tableau 6. – **Tabagisme et résultats en fécondation *in vitro* (FIV)**

	Non-fumeuses	*Ex-fumeuses*	*Fumeuses*
Âge moyen (ans)	32,9	33,8	31,5
Embryons transférés (nombre)	3,6	3,5	3,6
Taux d'implantation	16,4 %	15,9 %	6,7 %

Source : J. de Mouzon Rencontres nationales de l'APPRI, Le Havre, mai 2001, 77-79.

Un couple dont l'un ou les deux fument a un risque relatif de 2,41 (1,07-5,45) de ne pas débuter une grossesse et de 3,76 (1,40-10,03) de ne pas avoir d'enfant vivant par rapport à un couple non-fumeur, risque 4,27 plus élevé (1,53-11,97) chez les couples fumeurs depuis plus de 5 ans. Une méta-analyse récente (2009) de 21 études[1] confirme chez les fumeuses un taux de grossesse par cycle de FIV nettement diminué par rapport aux non-fumeuses (OR[2] : 0,56 ; IC : 0,43-0,73). En d'autres termes, le tabagisme diminue de plus de 40 % les chances de réussite des procréations médicalement assistées (PMA). Le taux d'échecs de l'injection intracytoplasmique d'un spermatozoïde (ICSI) est presque trois fois plus élevé chez les couples fumeurs que chez les couples non fumeurs[3]. Le taux d'œstradiol, le nombre d'ovocytes et le nombre d'embryons obtenus par la stimulation[4] est moins élevé et le taux d'implantation embryonnaire moins bon chez les fumeuses par rapport aux non-fumeuses ou ex-fumeuses (effet dose dépendant avec réversibilité à l'arrêt du tabac).

En résumé, le tabagisme constitue une perte de chance du succès avec des effets délétères sur la fécondité à toutes les étapes : allongement du délai de conception, augmentation du risque de fausse couche et de grossesse ectopique (deux fois plus de temps à un couple fumeur pour obtenir une grossesse et chances de succès après une PMA deux fois moins élevées).

Aussi, le retentissement néfaste du tabagisme sur le délai de conception et les taux d'échecs des traitements

1. Waylen *et al.*, Effects of cigarette smoking upon clinical outcomes of assisted reproduction: a meta-analysis. *Hum Reprod*, 2009, 15, 1, 31-44.

2. L'*odds ratio*, rapport des chances ou risque relatif approché, est une mesure statistique utilisée lorsque le RR ne peut être mesuré mais qui permet de l'estimer.

3. Zitmann M. *et al.*, « Male smokers have a decreased success rate for *in vitro* fertilization and intracytoplasmic sperm injection », *Fertil Steril*, 2003, 79 suppl. 3, 1550-1554.

De Mouzon J., Belaisch-Allart J., « Conséquences sur la fertilité féminine et sur les procréations médicalement assistées », *J Gynecol Obst Biol Reprod*, Elsevier Masson, Paris, 2005, vol. 34, hors-série n° 1, 3S112-3S118.

4. Fuentes A. *et al.*, *Fertil Steril*, 2010, 93, 89-95.

de l'infertilité, comme les bénéfices de non-exposition au tabac, devraient toujours être expliqués pour mieux créer ou renforcer la motivation à l'arrêt. La conférence de consensus française sur l'association entre grossesse et tabac a fourni les recommandations pour guider les professionnels de santé dans la prise en charge des femmes fumeuses[1]. On espère que les données scientifiques, couplées à la mise en œuvre des interventions de prévention, peuvent obtenir une réduction de la consommation de tabac chez les femmes et ses conséquences sur la reproduction[2].

II. – Conséquences sur la grossesse

Une étude portant sur 2 210 femmes enceintes asthmatiques (36 % non fumeuses) montre que le tabagisme augmente la fréquence des symptômes de la maladie asthmatique et les troubles du sommeil[3].

Les femmes enceintes fumeuses sont plus exposées à un risque d'accident thromboembolique ou vasculo-cérébral, de complications pulmonaires (asthme, grippe, bronchite[4]), de pyélonéphrite, de diabète gestationnel, de pré-éclampsie, de rupture prématurée des membranes,

1. Conférence de consensus « Grossesse et tabac », *op. cit.*

2. Venditelli F. *et al.*, « Audipog 2004-2005 », *Gynécologie Obstétrique & Fertilité*, 2008, 36,11:1091-1100.

3. Newman B. B. et coll., « The effect of active and passive Household Cigarette Smoke Exposure on Pregnant Women with Asthme », *Chest*, 2010, 137, 601-608.

4. Hylkems M. N., Blacquière M. J., « Intrauterine effects of maternal smoking on sensitization, asthma, and chronic obstructive pulmonary disease », *Proceedings of the American Thoracic Society*, 2009, 6, 660-662.

Blaquière M. J. *et al.*, « Maternal smoking during pregnancy induces airway remodelling in mice offspring », *European Respiratory Journal*, 2009, May, 33, 1133-1140.

d'accouchement prématuré, de placenta praevia et d'hémorragie de la délivrance[1].

Tabac, grossesse utérine et fausse couche spontanée[2]. – La grossesse extra-utérine (GEU) est la première cause de mortalité maternelle du début de grossesse[3]. La prévalence de GEU en France est de 2 %[4]. Roelands *et al*[5] objectivent un risque de GEU multiplié par 5,4 chez les fumeuses par rapport aux non-fumeuses (OR : 5,4 ; IC 95 %, 4,6-6,3). Une méta-analyse de 2009 montre une augmentation très importante du risque de GEU chez les patientes fumeuses versus non fumeuses (OR : 15,69 ; IC 95 %, 2,87-85,76). Depuis plus de 20 ans, toutes les études cas-témoins sont unanimes pour une relation causale entre consommation de tabac et GEU. Globalement, le tabagisme augmente de 75 % le risque de GEU[6], avec un RR compris entre 1,5 à 5 chez les fumeuses selon le nombre de cigarettes par rapport aux non-fumeuses.

1. Salihu H. M., Wilson R. E., « Epidemiology of prenatal smoking and perinatal outcomes », *Early Human Development*, 2007, 83, II, 713-720.

2. Bentivegna E., Fernandez H., « Tabac, grossesse extra-utérine et fausse couche spontanée », *Revue de la Littérature*, 2010, 185-204.

3. Farquhar C. M., « Ectopic pregnancy », *Lancet*, 2005, 366 ; 583-591.

Maconochie N. *et al.*, « Risk Factors for first trimestre miscarriage-results from a UK-population-basex case-control study », *BJOG*, 2007, 114, 2, 170-186.

4. Coste J. *et al.*, « Ectopic pregnancy is again on the increase. Recent trends in the incidence of ectopic pregnancies in France (1992-2002) », *Hum Reprod*, 2004, 19, 9, 2014-2018.

Karaer A., « Risk Factors for ectopic pregnancy: a case-control study », *Aust N ZJ Obstet Gynaecol*, 2006, 46, 6; 521-527.

5. Roelands J. *et al.*, « Consequences of smoking during pregnancy on maternal health », *J Womens Health (Larchmt)*, 2009, 18, 6, 867-872.

6. Dekeyser-Boccaro J., Milliez J., « Tabac et grossesse extra-utérine : y a-t-il un lien de causalité ? », *Grossesse et tabac*, *J Gynecol Obstet Reprod Biol*, Elsevier Masson, Paris, 2005, vol. 34, hors-série nº 13S119-3S123.

Le taux moyen de *fausses couches spontanées* est multiplié par 1,5 à 3 en cas de tabagisme actif[1] ; le risque est augmenté en cas de tabagisme passif, y compris en cas de tabagisme passif isolé[2].

Le tabagisme favorise autant les décollements marginaux du placenta normalement inséré que les *hématomes rétroplacentaires* (HRP), qui sont un décollement de la jonction rétroplacentaire par rupture d'une artère utéroplacentaire[3], secondaires à des phénomènes de vasoconstriction. On estime que 20 à 50 % des HRP sont attribuables au tabac (risque relatif (RR) multiplié par 1,5) et pourraient donc être évités avec un sevrage tabagique au premier trimestre de la grossesse[4]. Naeye[5] a montré une incidence de 1,69 pour mille chez les non-fumeuses, de 1,87 chez les ex-fumeuses et de 2,46 chez les fumeuses.

1. Nielsen A. *et al.*, « Maternal smoking predicts the risk of spontaneous abortion », *Acta Obstetricia et Gynecologica Scandinavica*, 2006, 85, 9,1057-1065.
Blohm F. *et al.*, « A prospective longitudinal population-based study of clinical miscarriage in an urban Swedish population », *BJOG*, 2008, 115, 176-183.
Waylen *et al.*, *op. cit.*
2. « The Practice Committee of the American Society for Reproductive Medecine: Smoking and Infertility », *Fertility and Sterility*, 2004, vol. 82, suppl. 1, S62-S67.
3. Ananth C. V. *et al.*, « Placenta previa in singleton and twin births in the United States, 1989 through 1998: a comparison of risk factor profile and associated conditions », *Am J Obstet Gynecol*, 2003, 188, 275-281.
4. Marpeau L., « Tabagisme et complications gravidiques », *J Gynecol Obst Biol Reprod*, Elsevier Masson, Paris, 2005, vol. 34, hors-série n° 1, 3S130-134.
5. Naye E. R., « Placenta praevia: Predisposing factors and effects on the fetus and the surviving infants », *Obstet. Gynecol*, 1978, 52, 521-525.

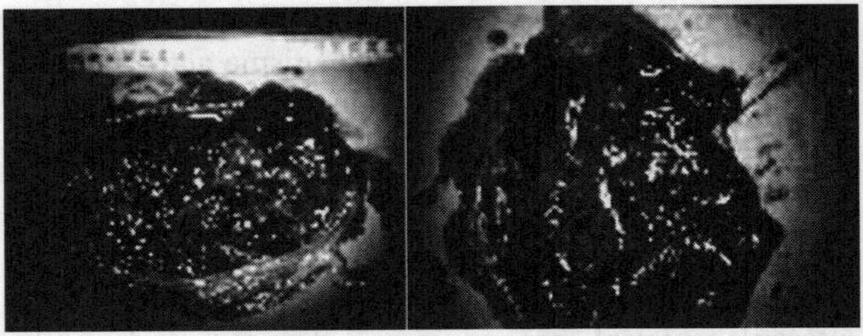

Clichés du Pr Delcroix, 2007

III. – Conséquences sur le fœtus

Retard de croissance intra-utérin (RCIU)[1]. – Le tabagisme pergravidique diminue le poids moyen de naissance (cf. tableau 7). En cas de retard de croissance intra-utérin (RCIU), sa sévérité est directement liée au degré d'intoxication par le CO de la fumée de tabac. Antérieurement à cet indicateur objectif, il était déjà bien démontré que la diminution du poids est proportionnelle à la quantité de cigarettes consommées quotidiennement.

Le risque de retard de croissance intra-utérin est 2,5 fois plus important quand la mère fume plus de 10 cigarettes par jour[2]. Le CO de la fumée de cigarettes traverse la barrière placentaire pour se fixer sur l'hémoglobine fœtale (HbCO) avec une dissociation de l'HbCO fœtale est trois fois plus lente (demi-vie de

1. Lemarié Ph. et coll., « Grossesse et tabac : pour une meilleure évaluation du risque périnatal », *Addictions et santé des femmes*, 10e Rencontres nationales-ANSFTF, Montpellier, 9-10 octobre 2009.

2. Nabet C. et coll., *op. cit.*

Tableau 7. – **Risque de RCIU en fonction de l'intensité du tabagisme**

	Taux RCIU en %	*RR avec IC 95 %*
0 cigarette	8,5	1
1 à 5 cigarettes	14	1,33-2,14
6 à 10 cigarettes	18	1,72-2,72
> 10 cigarettes	18,7	2,08-2,95

Source : Lieberman E. *et al.*, 1994[1].

12 heures) que celle de l'HbCO maternelle (demi-vie de 4 heures). Ainsi, éviter l'exposition prénatale au tabagisme maternel, c'est normaliser immédiatement l'oxygénation et le développement du fœtus comme les conditions de sa sécurité pour l'accouchement. Sur une série prospective de 2 611 femmes enceintes, ayant bénéficié de la mesure du CO expiré, Philippe Lemarié[2] a confirmé l'association significative entre tabac et RCIU (établi d'après la courbe de Lefort et Leroy) : 13 % *vs* 6 % ; entre tabac et prématurité avant 37 semaines d'aménorrhée (SA) : 5 % *vs* 3 % si mère non fumeuse. Les conséquences sur la croissance fœtale sont liées à l'hypoxie provoquée par l'intoxication chronique du CO. On observe une réduction du poids de naissance jusqu'à 750 grammes quand le CO expiré maternel est supérieur à 20 ppm[3].

1. Lieberman E. *et al.*, « Low birth weight at term and the timing of fetal exposure to maternal smoking », *Am J Public Health*, 1994, 84, 1127-1131.
2. Lemarié Ph., Jacotot A., Zilioli C., « Prise en charge des patientes fumeuses de tabac », *Tabac, addictions et santé des femmes*, 9e Rencontres nationales APPRI-ANSFTF, Sables d'Olonne, juin 2008, 178-181.
3. Delcroix M., Gomez C., « Grossesse et tabac : évaluation objective des effets du tabagisme par la mesure du monoxyde de carbone, résultats de 13 330 mesures lors de l'accouchement », *BEH*, 2006, 221-21, 145-147.

Le rapport public de la Cour des comptes de février 2006 (cf. tableau 8a) note une augmentation importante de l'hypotrophie et de la prématurité en France, entre 1990 et 2003 : très grande hypotrophie néonatale, poids inférieur à 1 000 grammes, devenue trois fois plus fréquente ces 15 dernières années. Or, c'est sur cet indicateur que l'effet délétère du tabagisme est le plus net.

Tableau 8a. – **Pourcentages petits poids de naissance**
(Évolution en France entre 1990 et 2003)

	1990	*1994*	*1999*	*2003*
Poids de naissance	%	%	%	%
< 2 500 g	5,6	5,9	6,4	6,6
< 1 000 g	0,08	0,1	0,2	0,23

Source : rapport de la Cour des comptes sur la politique de périnatalité, février 2006, p. 365 à 398.

Or, le retard de croissance utérin (RCIU), comme la prématurité et l'hypoxie fœtale cérébrale, sont les facteurs majeurs de séquelles cérébrales chez l'enfant[1], notamment du risque d'infirmité motrice cérébrale et de troubles du développement cognitif. En fonction de l'âge gestationnel, de la durée et de l'intensité de l'exposition tabagique, l'hypoxie a un retentissement sur le développement et la maturation du cerveau fœtal. Enfin, le tabagisme *in utero* augmente le risque

1. Marret S., « Effets de l'exposition tabagique maternelle pendant la grossesse sur le développement cérébral fœtal », *Grossesse et tabac, J Gynecol Obst Biol Reprod*, Elsevier Masson, Paris, 2005, vol. 34, hors-série nº 1, 3S230-3S233.

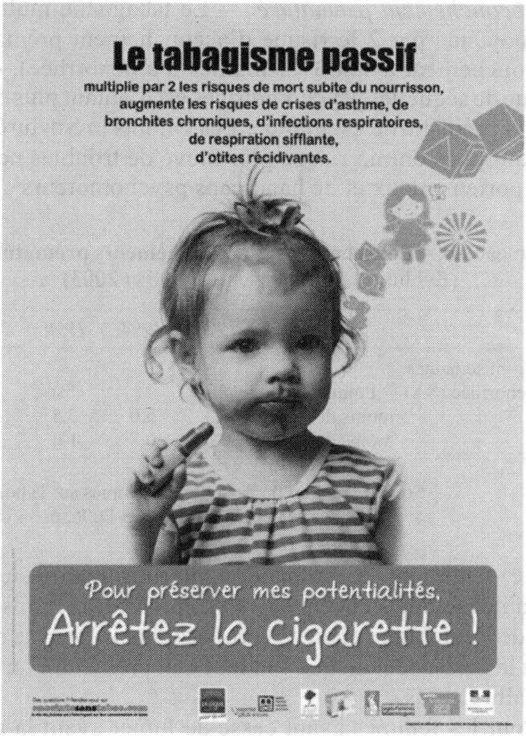
Le tabagisme passif
multiplie par 2 les risques de mort subite du nourrisson, augmente les risques de crises d'asthme, de bronchites chroniques, d'infections respiratoires, de respiration sifflante, d'otites récidivantes.
Pour préserver mes potentialités,
Arrêtez la cigarette !

de mort subite du nourrisson[1], d'otite, asthme et d'infections respiratoires[2].

1. Cnattingius S., Haglund B., Meirik O., « Cigarette smoking as risk factor for late fetal and early neonatal death », *BMJ*, 1998, 297, 258-261.

2. Collet M., Beillard C., « Conséquences du tabagisme sur le développement fœtal et le risque de retard de croissance intra-utérin ou de mort fœtale in utero », *Grossesse et tabac*, *op. cit.*

Accouchement prématuré[1]. – Le tabagisme multiplie en moyenne par 2 le risque d'accouchement prématuré (accouchement avant 37 semaines d'aménorrhée), or le risque de séquelles psychomotrices est d'autant plus élevé que la prématurité est grande. Les enfants prématurés ou hypotrophes ont un risque plus élevé de troubles neurocomportementaux et de handicaps psychomoteurs[2].

Tableau 8b. – **Pourcentages d'accouchements prématurés**
(Évolution en France entre 1990 et 2003)

		1990	*1994*	*1999*	*2003*
Terme en semaines d'aménorrhée (SA)	Pourcentage	%	%	%	%
	moins de 37 SA	4,3	5,0	5,5	5,7
	moins de 32 SA	0,6	0,8	1,0	1,0

Source : rapport de la Cour des comptes sur la politique de périnatalité, février 2006, p. 365 à 398.

Le sentiment de culpabilité, parfois manifesté par certaines femmes enceintes ou renforcé par certains propos de l'entourage et ou des professionnels, peut se révéler à la naissance lorsque l'enfant naît prématuré ou avec un faible poids.

Pour les femmes ayant cessé de fumer avant la grossesse, le risque d'accouchement prématuré n'est pas augmenté par rapport à celui des femmes n'ayant jamais fumé.

1. Berstein J.-M. *et al.*, « Maternal smoking and its association with birth Weight », *Obstet Gynecol*, 2005, 106, 986.
2. Cans C., Jouk P. S., Racinet C., « Fréquence des divers types de handicaps et de leurs causes », *Progrès en pédiatrie*, 14, *Neurologie périnatale*, Doin, Paris, 2003, 6, 45-54.

Le risque global de rupture prématurée des membranes (RPM) est doublé, et celui de RPM avant 34 semaines d'aménorrhée, triplé[1]. La réanimation néonatale permet actuellement de mieux prendre en charge les très grands prématurés, mais elle ne fait pas diminuer le nombre d'enfants handicapés. Ce résultat paradoxal s'explique par le fait que le taux de prématurité et de grande prématurité, loin de diminuer, augmente.

Une étude suédoise de K. Källen portant sur 1 413 811 nouveau-nés entre 1983 et 1996 apporte la preuve chiffrée des liens entre le tabagisme et la prématurité (cf. tableau 9).

Tableau 9. – **Tabagisme et risque de prématurité**

Type de prématurité	*Risque relatif (RR) Tabagisme* < 10 cig/jour	> 10 cig/jour	*Nombre*	*%*
Moins de 32 SA*	1,41	1,69	2 436	27,8
32 à 36 SA*	1,18	1,42	3 625	5,8

* SA : semaines d'aménorrhée

Source : *Källen K., The impact of maternel smoking during pregnancy on delivery outcome*, European J. of Public Health, 2001, II, 3, 329-333.

Mort fœtale in utero. – Le risque de mortalité *in utero* est multiplié par deux et 10 % des morts fœtales tardives sont attribuables au tabac[2]. Ce risque, majoré

1. Harger J. H., *et al.*, « Risk Factors for preterm premature rupture of fetal membranes: A multicenter case control study », *Am J Gynecol*, 1990, 163, 130-137.

2. Contal M., Masson G. et coll., « Conséquences du tabagisme *in utero* pour le nouveau-né », *J Gynecol Obst Biol Reprod*, Masson, Paris, 2005, vol. 34, hors-série n° 1, 3S215-3S222.

après 35 ans, est dose-dépendant. Les morts fœtales observées chez les femmes fumeuses s'expliquent par l'intoxication oxycarbonée et l'hypoxie fœtale dont elle est responsable.

IV. – Dépistage et prise en charge

Consultation préconceptionnelle (CPC). – La consultation préconceptionnelle représente, avec la mesure du monoxyde de carbone (CO), une excellente opportunité pour la prévention, le dépistage et l'initiation de la prise en charge des consommations à risques. Cette consultation est soutenue en France par l'Académie nationale de Médecine[1], le Collège national des gynécologues ou obstétriciens français (CNGOF)[2] et la Haute Autorité de santé[3]. Cette mesure, ainsi que la supplémentation en acide folique (en prévention primaire des anomalies de fermeture du tube neural : 0,4 mg/jour trois mois avant la conception et jusqu'à 10 semaines de grossesse), aurait un réel impact de prévention primaire et permettrait d'anticiper la prise en charge des consommations à risques de tabac, alcool, cannabis, qui sont les plus pénalisantes pour la fertilité ou la grossesse. Comme la CPC elle-même, la mesure du CO est encore trop peu connue de nombreux médecins et sages-femmes et bien sûr des femmes elles-mêmes. Aussi, les consultations pour demande ou arrêt de contraception (retrait de stérilet, arrêt de traitement par Roaccutane®) devraient constituer à chaque fois une opportunité pour dépister les consommations à risques et/

1. http://www.academie-medecine.fr
2. http://www.cngof.asso.fr/D_TELE/071019consult-preconcept.pdf
3. http://www.has-sante.fr

ou les facteurs de risques environnementaux ou domestiques et envisager les moyens de les éviter[1]. La mobilisation de tous les professionnels médicaux pour cette prévention avec mesure du CO expiré permettrait d'améliorer immédiatement les indicateurs de qualité du suivi de la fertilité ou de la grossesse et d'en faire bénéficier toutes les femmes en âge de procréer. Les futurs parents en désir de bébé, particulièrement réceptifs aux résultats du CO expiré comme aux messages d'éducation à la santé (arrêt du tabac, du cannabis ou de l'alcool), seront dès lors encouragés dans leurs motivations et capacité à arrêter de fumer ou de s'alcooliser.

En résumé, au-delà des antécédents familiaux ou personnels, médico-chirurgicaux et gynéco-obstétricaux, des facteurs de risques vasculaires ou métaboliques et des facteurs de vulnérabilité psychosociale (violences conjugales, difficultés d'accès aux soins), il convient d'inscrire en priorité les messages préventifs concernant les consommations à risques (tabac, alcool, cannabis), l'aide au sevrage avec orientation vers les professionnels compétents ou les équipes d'addictologie (équipes CSAPA).

Il est impossible d'évoquer l'accompagnement des femmes enceintes sans aborder le rôle de la sage-femme. Elle est celle qui met en place le suivi nécessaire au bon déroulement de la grossesse.

Ce suivi médical est aussi écoute, empathie, promotion à la santé : entretien prénatal précoce, déclaration de grossesse, consultations prénatales, séances de préparation à la naissance, échographies. La sage-femme

1. Berthiller J., Sasco A. J., « Tabagisme (actif ou passif) en relation avec la fertilité, la procréation médicalement assistée et la grossesse », *J Gynecol Obst Biol Reprod*, 2005, vol. 34, hors-série n° 1, 3S47-3S54.

est le professionnel le plus à même à prendre en charge et à accompagner les femmes enceintes pour le repérage et la prise en charge des consommations à risques.

Mesure du CO expiré[1]. – La mesure du monoxyde de carbone (CO) expiré est un moyen facile d'évaluer le degré d'intoxication tabagique et donc la qualité de l'oxygénation fœtale. Comment mesurer le CO expiré ? La méthode la plus simple est celle qui utilise une méthode électrotechnique. Après une inspiration retenue pendant 10 secondes, la femme expire lentement dans l'analyseur *via* un embout en carton placé au niveau d'un filtre antireflux. La concentration de CO expiré exprimée en ppm (**p**articules de CO **p**ar **m**illion de particules d'air) objective l'exposition des heures précédant la mesure. Celle-ci fait prendre conscience en temps réel de la nocivité du tabagisme, déclenche ou renforce la motivation pour l'arrêt lors du suivi prénatal. La répétition des mesures valorise le sentiment d'efficacité personnelle de la mère après arrêt en faisant voir la normalité de l'oxygénation[2].

Tableau 10. – **CO expiré et nombre de cigarettes fumées**

Âge gestationnel	*Nombre de cigarettes fumées par jour*	*Taux de CO dans l'air expiré en ppm**
8 SA	20	24
12 SA	5	26
16 SA	0	3

*ppm : particules par millions de particules d'air expiré

1. Delcroix M., Gomez C., grossesse et tabac : évaluation objective des effets du tabagisme par la mesure du monoxyde de carbone expiré, BEH, 2006, 21-22: 145-147.
2. Delcroix M., Jacquemont J.-L., Mesure du monoxyde de carbone et motivation des femmes pour arrêter de fumer. Genesis, 2005, 110 : 23-26.

Comme le montre l'exemple rapporté dans le tableau 10, l'idée reçue selon laquelle la fumeuse qui réduit le nombre de ses cigarettes diminuerait le risque pour son bébé est à combattre. En réalité, en tirant plus fort et plus souvent sur les cigarettes qu'elle s'autorise (phénomène d'autotitration), la mère garde le même niveau d'intoxication pour elle-même et son bébé. La mesure du CO expiré maternel est parfaitement corrélée au degré d'oxygénation fœtale et par conséquent à la croissance fœtale et au développement cérébral. Elle est beaucoup plus informative et motivationnelle que le simple conseil minimal. Plus d'un enfant sur 4 naît aujourd'hui après avoir été exposé aux méfaits du tabac et/ou de l'alcool et/ou du cannabis au cours de son développement *in utero*. Notre accompagnement médical pendant plusieurs décennies des femmes enceintes a montré que les « mamans ayant des consommations à risques tabac, alcool, cannabis » souhaitent être informées clairement, sans être stigmatisées, ni jugées, mais suivies comme toutes les femmes enceintes. Loin de stigmatiser les femmes enceintes qui fument, il est possible de les aider par une meilleure écoute ou prise en charge dans le cadre des soins périnataux et en assurant le remboursement des traitements nicotiniques substitutifs, thérapies cognitivocomportementales par le régime maternité.

Conduite à tenir pratique

Mesurer le CO expiré (ppm) à chaque consultation.
Calculer l'indice de masse corporelle (IMC) poids/taille m^2.
Rechercher les facteurs de risques associés : alcool, cannabis,
Utiliser la méthode des 6 A (cf. p. 45).

Pour les femmes fumeuses qui consultent pour suivi prénatal, ne pas mesurer le CO expiré[1], et donc ne pas leur apporter l'aide médicale efficace nécessaire pourra, en cas d'accident ou de handicap chez l'enfant, être assimilé à « non-assistance à personne en danger »[2].

L'entretien motivationnel. – La mesure du CO expiré initie l'entretien motivationnel autour de l'importance de la qualité de l'oxygénation pour le développement du bébé et de sa relation avec lui. L'efficience de l'entretien motivationnel[3] repose sur l'empathie, le renforcement par questions ouvertes ou écoute réflective, le développement des dissonances et l'identification des pièges à éviter, en particulier celui de la confrontation ou du déni.

La motivation[4], qui est le fondement du changement de comportement, conditionne l'adhésion aux propositions thérapeutiques. L'entretien motivationnel, base des thérapies cognitivocomportementales (TCC), doit le plus souvent être complété par des substituts nicotiniques. Ceux-ci ont l'autorisation de mise sur le marché pour les femmes enceintes depuis octobre 1997, sans jamais avoir mis en évidence de complications liées

1. La mesure du CO expiré fait partie des recommandations de la conférence de consensus « Grossesse et tabac ». Texte des Recommandations ANAES, version longue, 46 p.

2. Delcroix M., Gomez C., Marquis P., « Lien entre tabagisme maternel, hypoxie fœtale, risque de handicap de l'enfant », *Responsabilité*, Déc. 2007, vol. 7, n° 28, 5-9.

3. Rahioui H., Entretien motivationnel in *Thérapies cognitives et comportementales et addictions*, 2006, 5, 31-39.

4. Csillik A. S., Le Merdy M. T., « Types de motivations et engagement du processus motivationnel chez les personnes dépendantes », *Alcoologie et Addictologie*, 2007, 29, 1, 9-15.

à leur prescription au cours de la grossesse[1]. En cas d'utilisation de substituts nicotiniques par des fumeuses enceintes, l'absorption de nicotine (mesurée par la cotininurie) est sensiblement inférieure à celle consécutive à la poursuite de la consommation de cigarettes[2]. La double approche cognitivocomportementale et pharmacologique (substituts nicotiniques) augmente significativement les chances de succès. Ce constat met en évidence auprès de tous les professionnels de la périnatalité l'urgence des actions de formation relatives à ces traitements efficaces. Les auteurs ont comparé l'efficacité de la mesure du CO et de celle de la cotinine urinaire : la première l'emporte sur le caractère relativement lourd de la seconde[3].

Méthode des 6 « A ». – Tous les travaux de la conférence de consensus déjà citée et toutes les études publiées après celle-ci concluent que chaque femme enceinte doit bénéficier de l'aide à l'arrêt tabagique dans toutes les maternités et structures du suivi prénatal[4].

Si la règle des 5 « A » est largement diffusée dans le monde[5], la mesure du CO dans l'air expiré augmente la motivation à l'arrêt. Elle permet aussi d'adapter le

1. Stead L. F., Perera R. *et al.*, « Nicotine replacement therapy for smoking cessation (Review) », *Cochrane*, 2008, CD000146.

Pollak K. I. *et al.*, *op. cit.*

2. Wang X., *et al.*, Maternal smoking during pregnancy, urine cotinine concentration, and birth outcomes. A prospective cohort study, *Int. J. Epidemiol.*, 1997, 26 : 978-988.

3. Frita M., *Pharmacologie*, mars 2010, 17, 4, 234-240.

4. Lumley *et al.*, « Interventions for promoting smoking cessation during pregnancy », *Cochrane*, 2009, 8, 3, CD001255.

5. Tappin D. M. *et al.*, Smoking prevalence and smoking cessation services for pregnant women in Scotland, *Substance Abuse Treatment, Prevention, and Policy*, 2010; 5 (1), 1.

traitement, de valider l'arrêt tout en renforçant le sentiment d'efficacité personnelle.

La méthode des 6 « A » intègre celle des 5 « A » (Ask, Advise, Assess, Assist, Arrange) à laquelle elle ajoute le point *Account*, préalable aux cinq autres « A ». Elle correspond aux recommandations de la Haute Autorité de santé HAS, relatives à la conférence de consensus « Grossesse et tabac » (Lille 7-8 octobre 2004)[1].

***Account* : mesurer le monoxyde de carbone (CO expiré) (temps < 1 min)**

– CO < 3 ppm : valoriser les conditions de normalité et/ou l'arrêt spontané

– CO entre 3 et 9 ppm : petit tabagisme ou tabagisme : risque d'hypoxie fœtale

– CO entre 10 et 19 ppm : tabagisme actif et/ou passif : risque d'hypoxie fœtale important

– CO ≥ 20 ppm : tabagisme actif très important : risque d'hypoxie fœtale très important

***Ask* : renseigner le statut tabagique (< 1 min)**

N'a jamais fumé/a arrêté de fumer/continue de fumer/notion de tabagisme passif

***Advise :* conseiller l'arrêt arrêtez la cigarette (< 1 min)**

Donner le conseil d'arrêter et expliquer la nocivité du CO

McGowan A. *et al.*, « Breathe »: the stop smoking service for pregnant women in Glasgow, *Midwifery*, 7 août 2008.

Sejourne C., Parot-Schinckel E., Delcroix M., « Impact of exhaled CO measurement. A randomised study among 578 smoking patients in general practice », *Revue des maladies respiratoires*, mars 2010, 27(3), 213-218.

Fritz M *et al.* Comparable Sensitivities of Urine Cotinine and Breath Carbon Monoxide at Follow-Up Time Points of Three Months or More in a Smoking Cessation Trial. Pharmacology 2010, Mar 17; 85(4): 234-240.

1. Pour plus d'information : www.has.fr, www.santé.fr, www.appri.asso.fr

Assess **: évaluer la motivation (< 1 min)**

Demander à la femme enceinte de se situer sur deux échelles allant de 0 à 10 : estime de soi et capacité d'arrêt pendant la grossesse et l'allaitement.

Assist **: renforcer la motivation (< 1 min)**

– informer sur les bénéfices de l'arrêt, entretien motivationnel
– informer sur les signes de manque
– entretien motivationnel aide arrêt du tabac

Arrange **: organiser le suivi (< 5 min) et TCC avec la surveillance ambulatoire obstétricale**

– rendez-vous à une semaine, puis toutes les 2 à 4 semaines, selon le contexte obstétrical
– modalités du suivi des substituts nicotiniques (patchs ± per os), observance
– adaptation aux conditions de vie
– thérapies cognitivocomportementales (TCC) ou séances de préparation
– traitements nicotiniques substitutifs TNS, patchs (posologie en mg selon le taux de CO) ± per os pour gérer les pulsions à fumer
– suivre l'évolution des indicateurs de surveillance obstétricale selon l'âge gestationnel
– taux de CO expiré maternel et/ou paternel
– TA, prise de poids, mouvements actifs fœtaux, signes neurosensoriels éventuels
– caractéristiques du rythme cardiaque fœtal (RCF) : cotation, Oxford
– échographie, biométrie, Doppler utérin et après 24 SA, Doppler ombilical et cérébral
– score biophysique de bien-être fœtal de Manning, grade placentaire, quantification liquide amniotique.

Deux remarques sont à prendre en compte lors de la mise en application de cette méthode. D'une part,

le deuxième stade (*Ask*, demander), il faut noter que l'estimation déclarative à travers la question : « fumez-vous ? » sous-estime la réalité : 17 à 25 % de mères enceintes fumeuses répondent qu'elles ne fument plus[1]. Les autres types de consommations doivent être explorés : chicha, joints, cigarillos[2]. C'est pourquoi le point suivant (Advise, conseiller), doit présenter un conseil médical clair d'arrêt. « C'est important pour votre grossesse et pour votre bébé d'arrêter de fumer maintenant ». Le déni des risques du tabagisme par la femme enceinte est associé à un risque accru de tabagisme maternel[3].

La méthode des 6 « A » avec la mesure du CO expiré peut être intégrée aux soins quels qu'ils soient (consultation préconceptionnelle, prénatale, échographie, séance de préparation à la naissance, hospitalisation, accouchement, suites de couches, allaitement maternel[4]). Au-delà de l'information diagnostique objective, cette mesure est motivationnelle et utile pour adapter la posologie des substituts nicotiniques. Le consultant, en même temps qu'il répond à la demande de soins et conseille l'arrêt, peut soit proposer lui-même une aide (entretien motivationnel et substituts nicotiniques), soit orienter vers la

1. Gadomski A. *et al.*, *op. cit.*
Shipton D. *et al.*, « Reliability of self reported smoking status by pregnant women for estimating smoking prevalence: a retrospesctive, cross sectional study », *BMJ*, 2009, 29; 339: b4347.

2. England L. J. *et al.*, Non-cigarette tobacco use among women and adverse pregnancy outcomes, *Acta Obstetricia et Gynecologica Scandinavica*, 2010, 89 (4): 454-464.

3. Tombor I. *et al.*, Denial of smoking-related risk among pregnant smokers, *Acta Obstet Gynecol Scand*, 2010, 89 (4): 524-530.

4. Melvin C. L. et coll., « Recommended cessation counselling for pregnant women who smoke: a review of the evidence », *Tobacco Control*, 2000, 9, 80-84.

sage-femme tabacologue ou une prise en charge spécialisée par thérapie cognitivocomportementale (TCC).

Thérapies cognitivocomportementales (TCC)[1]. – Selon la récente revue Cochrane (2010), l'accompagnement cognitivocomportemental est reconnu efficace pour l'aide à l'arrêt tabagique[2]. La mesure du CO expiré (et sa répétition à chaque consultation) et l'entretien motivationnel sont les leviers des TCC et de l'efficience thérapeutique. Le taux d'arrêt du tabagisme pendant la grossesse est directement proportionnel à l'intégration de la mesure du CO expiré et des TCC dans la routine des soins prénataux[3].

En 2007, Pollak[4] a montré que l'abstinence tabagique est plus fréquente dans le groupe nicotine + TCC (24 %) que dans le groupe TCC seule (8 %). Le tabagisme des femmes est influencé plusieurs leviers : dépendance pharmacologique, facteurs comportementaux et environnementaux, modèles d'adhésion (parents ou pairs)[5].

La dépendance pharmacologique est liée aux propriétés psychotropes de la nicotine entretenues par leurs ren-

1. Rahioui H., Reynaud M. *et al.*, *Thérapies cognitives et comportementales et addictions*, Flammarion, Paris, 2006, 1, 1-12.

2. Lai D. T. *et al.*, « Motivational interviewing for smoking cessation », *Cochrane*, 2010, 20 (1).

3. Delcroix M., Gomez C., Dautzenberg B., Marquis P., Dognin Ch., Grossesse et tabac : les leçons de 3 études pour améliorer les pratiques professionnelles, *Revue Sage-femme*, à paraître mai 2011.

4. Pollak K. E. *et al.*, « Nicotine Replacement and behavioural therapy for smoking cessation in pregnancy », *Am J Prev Med*, 2007, 33: 297-305.

Lassen T. H. *et al.*, « Maternal use of nicotine replacement therapy during pregnancy and offspring birthweight: a study within the Danish National Birth Cohort », *Paediatric and Perinatal Epidemiology*, 2010, 24: 272-281.

5. Benovitz N. L., *Nicotine addiction*, *New England Journal of Medicine*, 2010, 362: 2295-2303.

forcements positif et négatif. Le renforcement positif est caractérisé par la recherche de sensations « positives » : plaisir, gestion du stress, effet coupe-faim ou antidépresseur. Le renforcement négatif explique les pulsions à fumer et autres symptômes liés au manque (humeur dépressive, anxiété, irritabilité, frustration). La dépendance psychocomportementale tient aux circonstances et habitudes de la consommation de cigarettes.

Concernant le test de Fagerström, questionnaire pour évaluer le degré de dépendance, seule la première question : « Combien de temps après être réveillée fumez-vous votre première cigarette ? » est adaptée à la femme enceinte. On estime que quand le délai est inférieur à 5 minutes, la dépendance est trois fois plus forte que pour un délai compris entre 31 et 60 minutes. Plus le taux en ppm de CO expiré est élevé, plus la dépendance est forte.

L'autodétermination déclenchée par la mesure du CO expiré devient le principal moteur de la motivation de la femme enceinte. En effet, le sujet se rebelle pour retrouver ce qui lui semble sa liberté de choix ou quand son autodétermination est menacée. Dans l'apport des TCC, Cungi[1] insiste sur l'importance d'instaurer un cercle constructif centré sur la motivation et l'alliance thérapeutique. L'attente d'un bébé demeure l'une des meilleures opportunités pour améliorer ses habitudes de vie et stopper ses conduites de consommations.

Le désir de grossesse et sa réalisation représentent des opportunités d'accompagnement. Le traitement nicotinique de substitution est un volet important de

1. Cungi C., Comprendre la dépendance : l'analyse fonctionnelle in *Faire face aux dépendances : Alcool, tabac, drogues, jeu*, Retz, Paris, 2000, 239 p.

l'accompagnement mais ne remplacera pas l'écoute empathique et le regard bienveillant, nécessaires pour faire advenir le consentement éclairé et le changement vers de nouvelles habitudes comportementales favorables au développement normal de l'enfant à naître.

Tableau 11. – **Grossesse, allaitement : les bienfaits de l'arrêt du tabac**

En arrêtant de fumer vous pouvez vérifier ou bénéficier des bienfaits suivants au bout de :

24 heures, suppression de CO	– oxygénation normale – diminution du risque de décollement du placenta et de mort fœtale
48 h	– moins d'essoufflement à l'effort – suppression d'accidents aigus à l'effort – croissance fœtale
1 semaine	– ongles plus roses – odeurs mieux senties, saveurs mieux perçues – estime de soi retrouvée – reprise de la croissance fœtale
2 semaines	– peau plus éclatante – respiration plus facile – moins d'encombrement bronchique pour moins de toux – réduction du risque de prématurité ou de perte du liquide amniotique
3 semaines	– recroissance des cils bronchiques – production normale du mucus – fonction respiratoire normalisée
4 semaines	– réduction du risque des infections des voies aériennes supérieures et bronchopulmonaires pendant la grossesse
Deux mois	– correction du retard de croissance intra-utérin – réduction du risque de vaginose bactérienne et d'infections du col de l'utérus à papillomavirus – réduction du risque d'accident vasculaire ou de parodontite

Consultation préanesthésique[1]. – Même si la patiente ne souhaite pas d'anesthésie péridurale pour son accouchement, la consultation préanesthésique par un anesthésiste réanimateur de l'établissement est obligatoire (article D. 6124-92 du Code de santé publique). Celle-ci, réalisée habituellement au septième mois, permet de rechercher les antécédents, notamment d'allergie médicamenteuse ou les facteurs de risque pour l'anesthésie comme les difficultés d'intubation, les signes cliniques nécessitant des examens complémentaires ou contre-indiquant l'anesthésie locorégionale. Parmi les facteurs de risque, l'anesthésiste devrait dépister et évaluer le tabagisme responsable de sur morbidités obstétricale, respiratoire et postopératoire. L'arrêt du tabac diminue les risques pour l'enfant à naître et pour la mère : il réduit le risque de thrombose, d'endométrite du *post-partum*[2] et de désunion de cicatrice d'épisiotomie ou de laparotomie[3]. Aussi, chaque femme enceinte devrait toujours être aidée à arrêter de fumer, même en cas de délai court avant la césarienne ou l'accouchement. Les substituts nicotiniques n'ont pas d'interférence avec les agents de l'anesthésie. L'arrêt complet du tabac doit s'inscrire dans la stratégie de prise en charge anesthésique préopératoire avec information de toute l'équipe.

1. Dureuil B., Anesthésie du tabagique, in *Nouveaux risques en anesthésie-réanimation*, Ed. Arnette, Paris, 2009, 4 : 85-93.

Perriot J., Bourgain J.-L., Delcroix M., Quel est le rôle des différents acteurs de santé en fonction du délai avant l'intervention ?, in *Tabagisme péri-opératoire*, Elsevier Masson SAS, Paris, 2006, 4 : 105-118.

2. Période allant de l'accouchement au retour des règles.

3. Palot M., Visseaux H. et coll., « Tabac et anesthésie », *J Gynecol Obstét Bil Reprod*, 2005, vol. 34, hors-série n° 1, 3S242-3S245.

Kayem G., Grangé G., Conduite obstétricale périnatale en cas d'exposition maternelle anténatale au tabagisme, *J Gynecol Obstét Bil Reprod*, 2005, vol. 34, hors-série n° 1, 3S246-3S248.

Traitements nicotiniques substitutifs (TNS). – Les TNS chez la femme enceinte sont autorisés depuis 1997. Leur effet positif sur les deux principales complications obstétricales (RCIU et accouchement prématuré) est d'emblée à souligner. Leur utilisation pendant la grossesse est considérée comme sûre[1], avec une balance bénéfices/risques très positive : évitement des 4 000 autres composés du tabac, en particulier le CO, avec normalisation de l'oxygénation fœtale. L'apport médicamenteux de nicotine permet, en évitant les signes de manque, de rendre l'arrêt confortable. Les formes orales de TNS, d'action rapide, utilisées à la demande, seules ou associées aux patchs en cas de dépendance forte ou très forte, ont une indication privilégiée pendant la grossesse. En raison de l'accélération du métabolisme de la nicotine, des doses plus élevées pendant la grossesse sont nécessaires pendant au moins 8 semaines[2]. L'absence de remboursement des TNS pour les femmes enceintes est d'autant plus pénalisante que les conditions socio-économiques sont défavorables. Un frein au recours aux TNS, malgré l'autorisation de mise sur le marché (AMM) pour les femmes enceintes depuis 1977, est la méconnaissance des professionnels de santé alors que la grossesse, sa dimension symbolique et son environnement psychosocial, favorisent l'intégration de conseils éducatifs selon les recommandations de l'Agence française de sécurité sanitaire des produits de santé (Afssaps).

1. Benowitz N., Dempsey D., Pharmacotherapy for smoking cessation during pregnancy, *Nicotine & Tobacco Research*, 2004, 6 suppl. 2S 189-202.

2. Hajek P. *et al.*, Dependence potential of nicotine replacement treatments. Effects of product type, patient characteristics, and cost to user, *Preventive Medicine*, 2007.

Les TNS sont plus efficaces pour prévenir les symptômes de manque et la rechute s'ils sont associés à l'entretien motivationnel et au suivi prénatal[1]. Les conseils bien expliqués, l'empathie, l'anticipation des situations à risques renforcent le sentiment d'efficacité et conditionnent le succès. Compte tenu des risques particuliers pour l'enfant à naître, des chiffres de CO expiré supérieurs à 20 ppm sont une indication d'hospitalisation pour prise en charge immédiate et intensive : arrêt de l'exposition à la fumée de tabac ou de joints, avec substitution nicotinique adaptée et oxygénothérapie 4 à 6 litres par minute pour restaurer plus vite une oxygénation fœtale normale. Le professionnel qui n'a pas le temps, peut conseiller l'appel de la ligne Tabac Info Service 39 89.

Les gommes dosées à 2,4 mg existent en plusieurs parfums (menthe, fruits). Les microtabs (Nicorette®) dosées à 2 mg et les comprimés à sucer (NiQuitin®) dosés à 2 ou 4 mg, placés sous la langue, fondent en 15 à 20 minutes. Les gommes non indiquées en cas d'intolérance au fructose ou de prothèses dentaires ne doivent pas être mâchées ou sucées trop rapidement pour éviter brûlures pharyngées, hoquet ou hypersalivation.

La posologie des substituts nicotiniques est à adapter à l'intensité de la dépendance physique. Le sous-dosage, qui ne supprime pas les signes de manque, discrédite le traitement comme le prescripteur.

L'inhaleur, embout en plastique permettant l'insertion d'une cartouche de nicotine qu'on aspire à chaque

1. Delcroix M., Gomez C., Dautzenberg B., L'abord du « fumeur » : un acte pluriquotidien pour le suivi des femmes enceintes, *Sevrage Tabagique pratique*, 2008, 22, 1-5.

envie de fumer, permet l'absorption de la nicotine par voie buccale, mais représente un coût élevé et maintient le geste. Il est vendu en boîtes de 18 et 42 cartouches.

Tableau 12. – **Substituts nicotiniques et grossesse***
(posologie à adapter selon les chiffres du CO expiré en ppm)

Délai pulsion fumer au réveil	*Taux de CO expiré en ppm**		
	moins de 10 ppm	*entre 10 et 19 ppm*	*plus de 19 ppm*
< 60 min	EM** + forme orale	EM + timbre 10 ou 15 mg/*** + forme orale	EM + timbre 25 mg + forme (s) orale (s)
< 30 min	EM + forme (s) orale (s)	EM + timbre 10 ou 15 mg + forme (s) orale (s)	EM + timbre 25 mg + forme (s) orale (s)
< 5 min	EM + forme (s) orale (s)	EM + timbre 15 mg/ + forme (s) orale (s)	EM + timbre 25 mg + forme (s) orale (s)

*ppm : particules par million de particules d'air expiré – ** EM : Entretien motivationnel – *** dosage/16 h

Source : d'après Delcroix M. *et al.*, Journée mondiale sans tabac 2010, « Tabac et appartenance sexuelle : la question du marketing auprès des femmes », *Le Mag'*, 2010, 4-5.

Actuellement, moins de 6 % femmes enceintes fumeuses seulement bénéficient d'un traitement nicotinique substitutif (TNS)[1, 2].

1. Delcroix M., Gomez C., Sasco A., Expired air carbon monoxide in pregnant women and its relate ship with the newborns perinatal characteristics, *Data of 100 000 mothers-newborns dyads 10th annual conference of the SNRT Europe*, Rome, 23-26 septembre 2008.

2. Les signes de surdosage, bouche pâteuse, palpitations, insomnie, sont possibles mais beaucoup plus rares. Prescrite par voie orale, en dehors de la dépendance, la dose mortelle de nicotine chez l'adulte non dépendant est de 40 mg à 60 mg.

Tableau 13. – **Substituts nicotiniques dédiés à la grossesse ou l'allaitement***

Nom commercial	*Type*	*Dose*	*Nombre par boîte*	*Parfum*
Nicorette® patch 16 h	patch	10, 15 ou 25 mg	8 ou 28	
Nicotinell® 1 mg cp	comprimé à sucer	1 et 2 mg	36	menthe
Nicopass®	comprimé à sucer	1,5 mg	12, 36 ou 96	menthe
NiQuitinminis® comprimés à sucer	comprimé à sucer	1,5 ou 4 mg	20 ou 60	
Nicogum®	gomme à mâcher	2 mg	12,36 ou 96	nature, menthe
Nicorette® gomme 2 mg menthe	gomme à mâcher	2 mg	30, 36, 105 ou 210	menthe
Nicorette® Microtab	cpr sublingual	2 mg	20, 30, 90, 120, 100, 105, ou 150	
Nicotinell® gommes 2 mg fruit	gomme à mâcher	2 mg	12 ou 96	fruit
NiQuitin® comprimé	comprimé à sucer	2 ou 4 mg	24 ou 72	menthe fraîche
NiQuitin® comprimés à sucer	comprimé à sucer	2 ou 4 mg	36 ou 72	nature
Nicotinell® gommes menthe	gomme à mâcher	2 ou 4 mg	(12), 24, 96 ou (204)	menthe
Nicorette® gommes menthe, fruit	gomme à mâcher	2 ou 4 mg	30, 36, 96, 105 ou 210	fruit, ou menthe
Nicorette Inhaleur®	Inhaleur	10 mg	6 ou 18	fruit

* disponibles en 2010

Source : d'après les recommandations ANAES de la conférence de consensus « Grossesse et tabac », Lille, octobre 2004.

Une étude menée auprès de femmes enceintes, dont 53 771 non fumeuses, 15 796 fumeuses n'ayant pas utilisé de TNS, 1 753 fumeuses ayant utilisé des TNS, montre que l'utilisation de TNS n'a pas d'effet négatif sur le poids de naissance, y compris lorsque seul le troisième trimestre est pris en compte[1].

Les bénéfices du suivi prénatal sont majorés quand ce suivi est réalisé en partenariat avec les autres professionnels de santé, soit libéraux (gynécologues ou obstétriciens, médecins généralistes, sages-femmes, chirurgiens dentistes), soit salariés des maternités ou centres périnataux de proximité et de PMI (protection maternelle infantile).

En cas de substitution nicotinique par gommes ou patchs diurnes de substituts, les concentrations de cotinine urinaire sont inférieures de moitié à celles induites par la cigarette[2]. Si le dosage de la cotinine urinaire apparaît intéressant d'un point de vue pharmacologique, la nicotine étant métabolisée dans le foie essentiellement en cotinine, il reste néanmoins difficile et coûteux (environ 25 €). Ainsi, en dehors de programmes de recherche, le dosage de cotinine n'est pas réalisé. La plupart des études sur le tabagisme maternel sont déclaratives. Le dosage de la cotinine montre que les mères sous-déclarent souvent leur tabagisme[3].

1. Lassen *et al.*, *op. cit.*

2. Oncken C. *et al.*, « Effects of nicotine patch or nasal spray on nicotine and cotinine concentrations in pregnant smokers », *Journal of Maternal-Fetal and Neonatal Medicine*, 2009; 22(9): 751-758.

3. Cnattingius S., « The epidemiology of smoking during pregnancy: smoking pregnancy: smoking prevalence, maternal characteristics, and pregnancy out-come », *Nicotine & Tobacco Research*, 2004, 6, 2: S125-S140.

Burstyn I. *et al.*, « Evaluation of the accuracy of self-reported smoking in pregnancy when the biomarker level in an active smoker is uncertain », *Nicotine & Tobacco Research*, 2009, 11: 670-678.

Tabac, poids / activité physique et grossesse. – Les obstacles pour arrêter de fumer pendant la grossesse sont la crainte de prendre trop de poids, de ne pas savoir gérer le stress, la méconnaissance des dangers ou certaines idées reçues. À l'inverse, les facteurs de réussite sont ceux qui valorisent l'arrivée du bébé et le sentiment d'efficacité personnelle.

Il faut alors aider la patiente à identifier ses erreurs alimentaires et l'orienter vers une diététicienne si nécessaire. L'arrêt du tabac est la meilleure opportunité pour encourager une activité physique adaptée[1]. Celle-ci concerne le renforcement musculaire lomboabdominal, permet de diminuer l'incidence des lombalgies[2] et de ne pas dépasser la prise de poids de 12 kg, considérée comme idéale.

L'activité physique ou la marche diminue la survenue des varices ou d'œdème des membres inférieurs et le risque de pré-éclampsie[3].

Pour les femmes enceintes qui arrêtent de fumer, les substituts nicotiniques associés à l'activité physique représentent la meilleure prévention de la prise de poids excessive en privilégiant la masse musculaire[4].

En cas de tabagisme, l'indice de masse corporelle excessif ou insuffisant est souvent dû à une alimentation

1. Pruvost J., Grossesse et activité physique, *in* Depiesse F., Grillon J.-L., Coste O., *Prescription des activités physiques*, Elsevier Masson, 2009, 18, 277-283.

2. Aubard Y., *Sport et grossesse*, Pôle ressource national sports, famille et pratiques féminines, Aix-en-Provence, 24 avril 2007.

3. Sorensen T. K. *et al.*, « Recreational physical activity during pregnancy and risk of preeclampsia », *Hypertension*, 2003, 41, 6, 1273-1280.

4. Weissgerber T. *et al.*, « Exercise in the prevention and treatment of maternal-fetal disease: a review of the literature », *Physiologie appliquée, nutrition et métabolisme*, 2006, 31, 661-674.

mal répartie ou déséquilibrée : excès de viandes ou de graisses, insuffisance d'apports de légumes et de fruits. L'enquête alimentaire peut permettre à la femme enceinte de prendre conscience de ses déséquilibres alimentaires. Un contrôle du poids hebdomadaire l'aide à poursuivre les efforts. La substitution nicotinique limite l'excès de prise de poids en diminuant la lipogenèse, les réserves adipeuses et les pulsions envers les aliments sucrés.

D'autre part, l'activité physique renforce l'estime de soi, le sentiment d'autonomie ou de bien-être, fait régresser les pulsions à fumer et les signes anxieux ou dépressifs[1].

Les signes de dépression anténatale (désintérêt, ralentissement cognitif, céphalées, tristesse de l'humeur, troubles du sommeil et de l'appétit) devraient être toujours systématiquement recherchés. La gravité de ces signes dépressifs peut être évaluée par le test EPDS (*Edinburgh Perinatal Depression Scale*, échelle de dépression postnatale d'Édimbourg). Les contractions utérines douloureuses ou certaines menaces d'accouchement prématuré peuvent être les signes somatiques d'un grand désarroi psychique[2]. Les femmes enceintes qui continuent à fumer durant la grossesse ont davantage de symptômes anxieux ou dépressifs que les femmes qui arrêtent de fumer ou qui ne fument pas. Le risque de dépression est quatre fois plus élevé chez

1. Poudevigne M., O'Connor P., « A review of physical activity patterns in pregnant women and their relationship to psychological health », *Sport Medicine*, 2006, 36, 1, 19-38.

2. Hemenway D., Solnick S. J., Colditz G. A., « Smoking and suicide among nurses », *American Journal of Public Health*, 2003, 83, 249-251.

les femmes enceintes qui continuent de fumer[1]. La consommation d'alcool ou d'autres substances illicites[2] est également associée aux signes de dépression ou aux situations psychosociales difficiles avec des effets délétères importants pour la santé[3].

V. – **L'accouchement**

Avant la naissance, le cerveau est particulièrement sensible à la qualité de l'oxygénation et à l'exposition aux toxiques maternels : (tabac, cannabis, alcool)[4]. Le CO de la fumée de tabac ou de joints responsable d'hypoxie avec son risque de lésions cérébrales ante- ou pernatales[5] est d'autant plus pénalisant que l'enfant est très prématuré ou de très petit poids avec un risque élevé d'asphyxie *per-partum*[6] si le tabagisme est poursuivi jusqu'à l'accouchement. L'augmentation du taux de HbCO est le facteur majeur d'hypoxie fœtale (tableau 14).

1. Blalock J. A. *et al.*, « Depression in pregnant women seeking smoking cessation treatment », *Addictive Behaviors*, 2005, 6: 1195-1208.
Goodwin R. D. *et al.*, « Mental disorders and nicotine dependence among pregnant women in the United States », *Obstetrics & Gynecology*, 2007, 109 (4): 875-883.
2. Harrison P. A., Sidebottom A. C., « Alcohol and drug use before and during pregnancy: an examination of use patterns and predictors of cessation », *Maternal and Child Health Journal*, 2009; 13 (3): 386-394.
3. Justras-Aswad D. *et al.*, « Neurobiological consequences of maternal cannabis on human fetal development and its neuropsychiatric outcome », *European Archives of Psychiatry and Clinical Neuroscience*, 2009, 259 (7): 395-412.
4. Leglu D., « Au commencement, étaient 100 milliards de neurones », *Les 5 âges du cerveau*, *Sciences et avenir*, fév. 2010.
5. Théret B., Vaillant C., Coopman S., « Prise en charge néonatale d'un enfant exposé *in utero* au tabac », *J Gynecol Obstet Biol Reprod*, Masson, 2005, vol. 34, hors-série 1, 3S265-3S269.
6. Pendant le travail.

Tableau 14. – **CO expiré maternel et taux de carboxyhémoglobine fœtale**

	CO expiré maternel en ppm				
	0 à 5 *N = 517*	*6 à 10* *N = 113*	*11 à 20* *N = 169*	*> 20* *N = 57*	*P-value*
HbCO fœtale au cordon (%)	1,46 ± 0,07	2,38 ± 0,13	3,4 ± 0,13	5,66 ± 0,31	< 0,0001

Source : d'après Gomez C et coll., Expired air carbon monoxide concentration in mothers and their spouses above 5 ppm is associated with discreased fetal growth, *Prev Med* 2005, 40, 10-15.

L'accouchement est une période où le fœtus a particulièrement besoin d'être correctement oxygéné pour supporter les contractions du travail[1]. En effet, l'élimination du CO est trois fois plus lente pour le fœtus que pour la mère : le taux de carboxyhémoglobine fœtale (HbFCO)[2] est supérieur à 5 % quand le CO expiré maternel est supérieur à 20 ppm (particules par million de particules d'air). Au-delà de ce seuil de 5 %, l'intoxication oxycarbonée responsable d'une hypoxie sévère, peut avoir des conséquences d'autant plus sévères que le nouveau-né est très prématuré ou de très petit poids.

En 2010, une étude histopathologique, associée à l'analyse des indicateurs obstétricaux (mères fumeuses

1. Grangé G., Pannier E., « Conséquences fœtales du tabagisme sur les modes d'accouchement, l'hypoxie et l'acidose *per-partum* », *Grossesse et tabac*, *J Gynecol Obst Biol Reprod*, Masson, Paris, 2005, vol. 34, hors-série n° 13S146-3S153.

2. Gomez C., Berlin I., Marquis P., Delcroix M., « Expired air carbon monoxide concentration in mothers and their spouses above 5 ppm is associated with discreased fetal growth preventive », *Medicine*, 40; 2005; 10-15.

vs non fumeuses) au CHU de Nîmes, en collaboration avec le service d'hémato-cytogénétique, confirme les effets vasculaires délétères du tabagisme maternel sur les parois des vaisseaux du cordon ombilical déjà décrit par Inger Asmussen[1].

Anomalies du rythme cardiaque fœtal et CO expiré maternel[2]. – Le tabagisme maternel augmente le risque d'anomalies du rythme cardiaque fœtal (RCF)[3], avec une réduction de la variabilité des rythmes de base et des phases d'accélération. Les anomalies s'aggravent lors des contractions utérines de l'accouchement[4]. Plus le taux de CO expiré maternel est élevé, plus le risque de survenue d'anomalies du rythme cardiaque fœtal (RCF) est important : le pourcentage de RCF anormaux est deux fois et demie plus grand pour des valeurs de CO expiré comprises entre 6 à 10 ppm et quatre fois plus grand pour des valeurs supérieures à 20 ppm (cf. tableau 15).

1. Asmussen I., Kjeldsen K., Observations on arteries from newborn children of smoking and non-smoking mothers. Intimam Ultrastructure of Human Umbilical Arteries, *Circulation Research*, 1975, 36 ; 579-590.

2. Cohen G., Jeffery H. *et al.*, « Long-term reprogramming of cardiovascular function in infants of active smokers », *Hypertention*, 2010, 55, 722-728.

3. Timor-Tritsch I. E., Dierker L. J. *et al.*, « Fetal movements associated with fetal heart rate accelerations and decelerations », *Am J Obstet Gynecol*, 1978, 131, 276-280.

Vintzileos A. M., Fleming A. D. *et al.*, « Relationship between fetal biophysical activities and umbilical cord blood gas values », *Am J Obstet Gynecol*, 1991, 165, 707.

4. Hammoud A. O. *et al.*, « Smoking in pregnancy revisited: Finding from a large population-based study », *Am J Obstet Gynecol*, 2005, 192, 1856-1863.

Thaler J. S. *et al.*, « The effets of maternal smoking on fetal breathing rate and activity patterns », *Am J Obstet Gynecol*, 1980, 138, 282.

Tableau 15. – **Taux du CO expiré maternel et anomalies du RCF***

Taux de CO expiré maternel (ppm)	*0 à 5* *n = 8 317*	*6 à 10* *n = 1 424*	*11 à 20* *n = 2 316*	*> 20* *n = 1 273*	*P-value*
RCF anormaux	16,1 %	35,5 %	65,1 %	63,2 %	< 0,0001

RCF : rythme cardiaque fœtal ; ppm : particule de CO par million de particules d'air.

Source : d'après Gomez C. et coll.

Mort subite du nourrisson (MSN) et tabac. – Le tabagisme maternel multiplie par deux le risque de mort subite du nourrisson si la mère fume pendant la grossesse ou après la naissance. Le risque relatif est de 2,08 (CI 95 %, 1,83-2,38). Dans 42 % des cas de mort-subite, on retrouve le tabagisme comme facteur évitable[1]. L'exposition du fœtus au monoxyde de carbone est susceptible d'induire des modifications du système nerveux central prédisposant à la mort subite du nourrisson[2].

Le risque de mort subite du nourrisson, déjà réduit par la mesure du couchage sur le dos, exige le renforcement des autres mesures préventives, en particulier l'arrêt du tabagisme pergravidique. Ce dernier diminue les réveils corticaux et modifie les liaisons des récepteurs

1. Ostfeld B. M. *et al.*, « Concurrent risk in sudden infant death syndrome », *Pediatrics*, 2010, 125: 447-453.
2. Tolcos M. *et al.*, « Chronic prenatal exposure to carbon monoxide results in a reduction in tyrosine hydroxylase immunoreactivity and an increase in choline acetyltransferase-immunoreactivity in the fetal medulla: implications for Sudden Infant Death Syndrome », *Journal of Neuropathology & Experimental Neurology*, 2000, 59(3): 218-228.

sérotoninergiques du tronc cérébral[1]. Pour les parents fumeurs, lorsque leur bébé vient d'être victime d'une mort subite du nourrisson, le temps et la possibilité de prévenir cette mort-là sont inéluctablement passés. C'est pourquoi l'information devrait toujours être donnée avant la grossesse ou en début de celle-ci.

Poids de naissance et exposition anténatale au tabac. – Les nouveau-nés hypotrophes ont un risque plus élevé de mortalité et de morbidité, d'entérocolite nécrosante, de détresse respiratoire, de retard psychomoteur ou de paralysie cérébrale[2] (voir *supra*) et à l'âge adulte, d'hypertension, de maladie coronarienne et de diabète[3]. Le poids de naissance des nouveau-nés de mères fumeuses est toujours plus faible que celui des non-fumeuses et ceci quel que soit l'IMC maternel. Parmi les facteurs de risques reconnus d'hypotrophie fœtale, le tabagisme maternel est le plus important. L'intervention bénéfique la plus indiscutable est l'arrêt du tabagisme[4].

En cas de prééclampsie le risque de RCIU est doublé. Près de 25 % des femmes qui déclarent avoir arrêté

1. Richardson H. L., Walker A. M., Horne R. S., « Maternal smoking impairs arousal patterns in sleeping infant », *Sleep*, 2009, 32: 515-521.

Duncan J. R. *et al.*, « The effect of maternal smoking and drinking during pregnancy upon (3) H-nicotine receptor brain-stem binding in infants dying of the sudden infant death syndrome: initial observation in a high risk population », *Brain Pathology*, 2008, 18: 21-32.

2. Palloto E. K., Kilbride H. W., « Prenatal outcome and later implications of intrauterine growth restriction », *Clinical Obstetrics and Gynecology*, 2006, 49: 257-269.

3. Barker D. J., « Adult consequences of fetal growth restriction », *Clin Obstet Gynecol*, 2006, 49: 270-283.

4. Pons J. C., « Hypotrophie fœtale et tabac », in *Compte rendu des 4e journées annuelles « La femme et la cigarette »*, Lille, 26-27 mai 2000, p. 140.

de fumer durant leur grossesse ont des taux de cotinine objectifs de tabagisme actif[1].

Quand le taux de monoxyde de carbone (CO) expiré maternel est supérieur à 20 ppm, le poids moyen des nouveau-nés est diminué de près de 700 grammes par rapport à celui des nouveau-nés dont la mère a un taux de CO expiré normal compris entre 0 et 5 ppm (cf. tableau 16).

Tableau 16. – **CO expiré maternel et poids de naissance**

Taux de CO expiré (ppm)	0 à 5 n = 8 317	6 à 10 n= 1 424	11 à 20 n = 2 316	> 20 n = 1 273	P-value
Poids de naissance (g) (moy ± DS)	3 580 ± 180	3 230 ± 390	3 030 ± 320	2 890 ± 433	< 0,00001
Périmètre crânien (cm)	35,2 ± 0,04	35,1 ± 0,08	34,8 ± 0,07	34,7 ± 0,11	< 0,0001

D'après Delcroix M., Gomez C.[2]

Le très faible poids de naissance (moins de 1 500 g) associé ou non à la grande prématurité est le principal facteur évitable de risque de handicap lié à l'infirmité motrice d'origine cérébrale (IMOC). Malheureusement jusqu'à présent, la plupart des pays, en ne mobilisant pas de moyens pertinents durant les soins prénataux, observent un effet global limité sur le taux d'arrêt du tabagisme féminin (RR = 0,94 ; IC 95 % : 0,92-0,96),

1. George L. *et al.*, « Self-reported nicotine exposure and plasma levels of cotinine in early and late pregnancy », *Acta Obstet Gynecol Scand*, 2006, 85: 1331-1332.
2. Delcroix M., Gomez C., *op. cit.*

6 % selon la méta-analyse *Cochrane* de 2009[1] et donc sur le gain moyen du poids de naissance de 39 grammes (IC 95 % : 15,8-62,7 g) seulement.

Petit poids de naissance et risque de paralysie cérébrale[2]. – Le petit poids (entre 1 500 et 2 500 grammes) et le très petit poids de naissance (inférieur à 1 500 grammes) sont les meilleurs indicateurs de risque de paralysie cérébrale. C'est ainsi que les enfants nés avec un poids inférieur à 1 500 grammes auront un risque moyen 48 fois plus élevé de développer une paralysie cérébrale que les enfants pesant plus de 2 500 grammes (cf. tableau 17).

Étant donné que le premier toxique évitable des petits et très petits poids de naissance est le tabagisme maternel, celui-ci est le premier facteur relié au risque de handicap psychomoteur ou de paralysie cérébrale. Il s'agit d'un problème de santé publique majeur, parce que l'hypotrophie est le principal facteur associé de morbidité en particulier de handicaps psychomoteurs ou sensoriels chez les nouveau-nés.

Obésité infantile et exposition prénatale au tabagisme[3]. Indépendamment des facteurs reconnus d'obésité infantile (IMC maternel élevé, allaitement artificiel, précarité socio-économique), l'exposition anténatale au tabagisme maternel augmente de 50 % le risque de surpoids ou

1. Lumley J. *et al.*, « Interventions for promoting smoking cessation during pregnancy », *Cochrane*, 2009, 8, 3 (CD001055).
2. *Cerebral palsy* est habituellement traduit en français par « infirmité motrice d'origine cérébrale » (IMOC).
3. Ino T., « Maternal smoking during pregnancy and offsrping obesity: meta-analysis », *Pediatrics International*, 2009, 52: 94-99.

Tableau 17. – **Risque relatif de paralysie cérébrale pour 1 000 nouveau-nés selon le poids de naissance**[1]

Poids de naissance	*RR < 1 500 g*	*RR 1 500-2 499 g*	*RR 2 500 g+*
Danemark	41,7	11,0	1,3
Espagne	82,0	8,6	0,7
France	75,1	11,0	1,3
Italie	78,1	13,3	0,9
Norvège	41,2	8,5	0,8
Suède	60,0	10,3	1,2
Royaume-Uni	47,4	9,5	1,1
RR moyen	48,4	8,9	1,1

d'obésité : RR de 1,50 (IC 95 % : 1,35-1,65)[2] ou RR de 1,52 (IC 95 % : 1,36-1,70)[3]. Cette exposition *in utero* augmente aussi le risque de diabète de type à l'âge adulte[4].

La vulnérabilité des enfants. – Les effets toxiques de l'exposition anténatale au tabac sur le développement pulmonaire fœtal (25 000 bronchioles terminales, 300 millions d'alvéoles) commencent à être explorés[5] : effets plus délétères du tabagisme *in utero* que ceux du tabagisme postnatal. Il en est de même sur le risque d'asthme

1. EURO-PERISTAT Project, with SCPE, EUROCAT, EURONEOSTAT, *European Perinatal Health Report*, 2008, www.europeristat.com

2. Ekbad M. *et al.*, « Prenatal smoking exposure and the risk of psychiatric morbidity into young adulthood », *Archives of General Psychiatry*, 2010, 38: 892-899.

3. Oken E., Levitan E. B., Gillman M. W., « Maternal smoking during pregnancy and child overweight: systematic review and meta-analysis », *International Journal of Obesity*, 2008, 32: 201-210.

4. Montgomery S. M., Ekbom A., « Smoking during pregnancy and diabetes mellitus in a Britisch longitudinal birth cohort », *BMJ*, 2002, 324 (7328): 26-27.

5. Polanska K. *et al.*, « Environmental tobacco smoke exposure and children's health », *Acta Paediatrica Supplement*, 2006, 95: 86-92.

infantile : risque augmenté de 46 % en cas de tabagisme passif maternel au 3e trimestre de la grossesse[1].

L'exposition *in utero* augmente aussi durant la petite enfance le risque d'otite[2] et d'infections des voies aériennes supérieures, ou de bronchites[3].

Risques de lésions cérébrales ante-partum[4] *et exposition aux toxiques maternels.* – L'hypoxie est le mécanisme physiopathologique majeur de l'effet délétère de la fumée de tabac ou de joints : l'oxygénation cérébrale du fœtus, bien que prioritaire, est toujours compromise. Cet effet hypoxémiant est le plus important au regard de la pression partielle en oxygène du sang artériel fœtal (20 à 30 mmHg[5]). Seul l'arrêt complet du tabac ou des joints, objectivement confirmé par la normalisation du CO expiré, permet la normalisation de l'oxygénation du cerveau et la qualité de son développement et de son fonctionnement : métabolisme cellulaire neuronal, myélinisation et synaptogenèse. Après la naissante à terme et jusqu'à l'âge de trois ans, l'augmentation du poids du cerveau est due pour l'essentiel à l'augmentation du volume des neurones, de la myéline et du développement des connexions ainsi qu'à la multiplication des cellules

1. Xepapadaki P. *et al.*, « Association of passive exposure of pregnant women to environmental tobacco smoke with asthma symptoms in children », *Pediatric Allergy and Immunology,* 2009, 20: 423-429.
2. Häberg S. E., « Prenatal and postnatal parental smoking and acute otitis media in early childhood », *Acta Paediatrica*, 2010, 99: 99-105.
3. Billaud N., « Quelles sont les autres conséquences à long terme du tabagisme *in utero* », *J Gynecol Obst Biol Reprod*, Masson, Paris, 2005, vol. 34, hors série 1, 3S234-3S241.
4. Avant l'accouchement.
5. Millimètre de mercure ou torr, unité de mesure généralement utilisée en médecine pour quantifier la pression artérielle.

gliales des substances blanche et grise. L'hypoxie voit ses effets délétères majorés en cas de grande prématurité, d'exposition à l'alcool, ou de carences nutritionnelles (acides gras polyinsaturés, acide linoléique) ou vitaminiques (vitamine B9).

L'étude expérimentale chez le fœtus de brebis montre que le tabagisme maternel entraîne une hypoxie fœtale avec RCIU et vasoconstriction pulmonaire et une augmentation du tonus vasculaire pulmonaire de base, de la réactivité de l'oxygène ainsi qu'une vasoconstriction fœtale chronique, responsable d'hypertension artérielle pulmonaire[1].

Le tabagisme maternel augmente le risque du développement de la dépendance à la nicotine[2] et du tabagisme quotidien[3]. Un lien entre tabagisme maternel et troubles psychiatriques est connu depuis plus de 10 ans : risque relatif de troubles mentaux de 1,55 pour un tabagisme maternel inférieur à 10 cigarettes/jour et de 1,87 supérieur à 10 cigarettes/jour par rapport à l'absence de tabagisme maternel[4].

1. Houfflin-Debarge V. et coll., *Étude expérimentale chez le fœtus d'agneau. Oxygénation fœtale et tabagisme*, 1res Rencontres régionales APPRI/ANSFTF/EPSM des Flandres, 5 octobre 2010.

2. Porath A. J., Fried P. A., « Effects of prenatal cigarette and marijuana exposure on drug use among offspring », *Neurotoxicology and Teratology*, 2005, 27: 267-277.

3. Buka S. L., Shenassa E. D., Niaura R., « Elevated risk of tobacco dependence among offspring of mothers who smoked during pregnancy: a 30-year prospective study », *Am J Psychiatry*, 2003; 160: 1978-1984.

4. Weissman M. M. *et al.*, « Maternal smoking during pregnancy and psychopathology in offspring followed to adulthood », *Journal of the American Academy of Child & Adolescent Psychiatry*, 1999, 38: 892-899.

Malformations et tabagisme per gravidique[1]. – Certaines malformations sont significativement plus nombreuses chez les enfants de mères fumeuses : fentes faciales, gastroschisis, craniosténoses. L'augmentation du nombre absolu de ces malformations en raison de la prévalence élevée du tabagisme maternel mérite de renforcer les mesures de prévention et de prise en charge. Trois études cas témoins retrouvent aussi un risque relatif de malformation réductionnelles des membres significativement augmenté de 26 %.

1. Cournot M. P. *et al.*, « Quels sont les risques d'embryo-fœtopathie liées à l'exposition du tabagisme pendant la grossesse ? », *J Gynecol Obstét Biol Reprod*, 2005, 34, hors-série nº 1, 3S124-3S129.

Chapitre III

CANNABIS ET GROSSESSE

I. – Cannabis et grossesse, aspects généraux[1]

La consommation de cannabis, comme celle de tabac, chez les jeunes est, en France, l'une des plus importantes d'Europe. En France, le cannabis est la drogue illicite la plus consommée chez les femmes, consécutivement à l'augmentation de l'initiation observée chez les adolescentes[2].

Le cannabis est une drogue illicite susceptible de perturber gravement le psychisme et d'influencer négativement les réflexes et le champ visuel.

Cannabis : recommandations de l'Académie nationale de médecine[3]

– demande avec force que les politiques de prévention et de communication sur le cannabis soient renforcées, sans aucune concession aux défenseurs du cannabis ;

– s'émeut de la libre installation de magasins fournissant tous les outils de la culture domestique du chanvre indien,avec la libre acquisition sur l'Internet des semences de variétés à très haute teneur en THC, ainsi que de pipes

1. Delile J. M., Cassen M., Cannabis et grossesse : données épidémiologiques, prise en charge en pratique *in* APPRI CR 7e Rencontres nationales, *Femmes et tabac*, Angers, 2, 3, 4 mai 2006, 97-99.

2. Costentin J., « Cannabis : un faux médicament, une vraie drogue », *Bull Acad. Natle Méd*, 2010, 194, 445-446, séance du 23 février 2010.

3. Nordmann R., « Cannabis : de nouvelles inquiétudes », *Bull Acad Natle Méd*, 2008, 3, p. 583.

à eau, livrées à domicile par La Poste et invite les pouvoirs publics à une particulière vigilance dans ce domaine ;

– demande que, dans de larges places de l'emploi du temps de l'enseignement primaire, des collèges, lycées, IUFM, IUT, universités, écoles d'ingénieurs, grandes écoles, soient dispensées, par des professionnels de la santé formés à cette communication, des informations scientifiques de qualité et des mises en garde sur les toxicomanies en général et le cannabis en particulier.

La consommation de cannabis pendant la grossesse, même ponctuelle ou faible, est quasiment toujours liée au tabagisme. Les consommations de cannabis sont banalisées par de plus en plus de futures mères.

Le delta-9-tétrahydrocannabinol dont l'acronyme est Δ9-THC, est le principal composé actif du cannabis[1]. Les risques sont liés, comme pour le tabac, au fait que le cannabis fumé libère une grande quantité de CO qui diminue l'oxygénation du fœtus, mais aussi aux effets spécifiques du THC. Ce dernier se fixe préférentiellement sur le cerveau du fœtus, ce qui contribue à expliquer la fréquence des complications neuro-développementales, cognitives et comportementales ultérieures.

Les effets de la consommation de cannabis sont nombreux et parfois graves. Ces effets sont : cardiovasculaires (syncope, lipothymie, hypotension, tachycardie), cutanéo-muqueux (sécheresse des muqueuses), digestifs (nausées, vomissements), neurologiques (altération de la mémoire immédiate et du champ visuel, troubles de l'équilibre ou de concentration, tremblements, allongement des temps

1. Karila L., Reynaud M., Cannabis, *in* Reynaud M., *Traité d'addictologie*, Flammarion, Paris, 2006, 116 : 769-772.

de réaction), psychiatriques (crises d'angoisse, dépression, repli sur soi, idées suicidaires, schizophrénie).

Sur le plan comportemental et cognitif, après consommation de joints, les altérations neurocognitives peuvent persister plus de 24 heures.

La consommation régulière de cannabis perturbe toutes les fonctions neurocognitives : altération des performances d'apprentissage, troubles d'attention, de coordination et de mémorisation.

En France, les consommations de cannabis pendant la grossesse sont rarement dépistées en raison de la méconnaissance de leurs risques mais aussi de leur caractère illicite qui accentue le déni. En fumant un joint, la femme enceinte inhale en effet, non seulement du THC, mais aussi et surtout du monoxyde de carbone (CO) retrouvé à des concentrations six fois plus élevées qu'avec une cigarette ordinaire. Ainsi, la mesure du CO expiré réalisée en routine clinique permet le dépistage fiable des consommations de cannabis responsables de chiffres élevés.

II. – Conséquences du cannabis sur la fertilité et la grossesse[1]

L'étude GAZEL montre que 9,3 % des femmes âgées de 19 à 21 ans fument régulièrement du cannabis[2]. Le cannabis est une substance dérivée du chanvre[3], sa

1. Brust J. M. C. *et al.*, Cannabis in *Aspects neurologiques de l'addiction*, trad. de la 2e éd. anglaise, Elsevier Masson, Issy-les-Moulineaux, 2007, 7, 273-314.

2. Melchior M. *et al.*, « High prevalence rates of tobacco, alcohol and drug use in adolescents and young adults in France: results from the GAZEL, youth study », *Addictive Behavior*, 2008, 33:122-133.

3. Dewey W. L., « Cannabinoide pharmacology », *Pharmacological Reviews*, 1986, 38:151.

résine, le haschich qui recouvre les fleurs et les feuilles, contient parmi les principaux composés cannabinoïdes actifs, le tétrahydrocannabinol (THC). La consommation régulière de cannabis entraîne chez la femme une diminution de la fertilité en même temps que de la libido[1] et augmente le risque de kystes fonctionnels de l'ovaire[2]. Chez l'homme, le cannabis diminue la fécondance du sperme : concentration et mobilité des spermatozoïdes diminuée, structure altérée[3].

La nicotine majore les effets psychotropes du cannabis et les interactions entre les systèmes cholinergique, cannabinoïde et opioïde. Le tabagisme associé contribue à renforcer l'installation de la dépendance au cannabis ; le phénomène inverse est également probable ; le cannabis est un cofacteur de risque pour les complications cardiovasculaires du tabagisme ; les effets toxiques du tabac et du cannabis sont probablement synergiques sur l'appareil respiratoire (cancers compris) ; les signes de sevrage en cannabis et en tabac sont semblables ; un tabagisme précoce, comme d'ailleurs un usage abusif précoce d'alcool, constituent des facteurs de risque à la consommation abusive de cannabis (et inversement)[4].

1. Pagotto U. *et al.*, « The emerging role of the endocannabinoid system in endocrine regulation and energy balance », *Endocrine Reviews*, 2006, 27, 73-100.

2. Holt V. L. *et al.*, « Risk of functionnal ovarian cyst: effects of smoking and marijuana use according to body mass index », *Am J Epidemiology*, 2005, 161, 6, 520-525.

3. Whan L. B. *et al.*, « Effects of THC, the primary psychoactive cannabinoid in marijuana, on human sperm function in vitro », *Fertility and Sterility*, 2006, 85 (3), 653-660.

4. Palmer R. H. *et al.*, « Development epidemiology of drug use and abuse in adolescence and young adulthood: evidence of generalized risk », *Drug and Alcohol Dependence*, 2009, 26 (publication électronique).

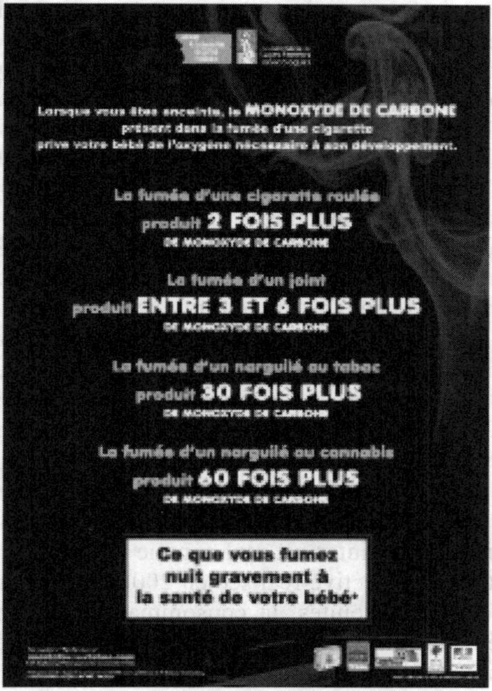

Des chiffres élevés de CO expiré permettent au soignant d'évoquer la fumée de joints et à la mère de prendre conscience des dangers encourus par son bébé, en particulier ceux liés au déficit d'oxygénation. Ainsi, la mesure du CO, en démontrant la grave dangerosité immédiate sur le développement, notamment du cerveau du bébé, lève le déni des consommations de cannabis, d'autant plus stigmatisées qu'elles sont illicites.

Les conséquences à long terme sont connues depuis longtemps : troubles de la mémoire, des capacités d'abstraction ou visuelles, des performances scolaires ou exécutives, augmentation du score de délinquance[1]. Les fonctions neurocognitives nécessitent l'intégrité du cortex préfrontal ; riche en récepteurs cannabinoïdes, l'exposition prénatale au cannabis est susceptible d'entraîner des changements de l'activité neuronale[2] du cortex préfrontal et de ses connexions avec les régions cérébrales postérieures. Les risques sont liés d'une part, au fait que le cannabis fumé diminue l'oxygénation du fœtus par intoxication au CO et d'autre part à l'action particulière du tétrahydrocannabinol (THC). Dans une étude cas témoins, la consommation hebdomadaire de cannabis multiplie par 2,8 le risque d'hématome rétroplacentaire[3]. En moyenne, on observe une réduction du poids de naissance d'environ 100 grammes.

La prévalence des consommations de cannabis chez les femmes enceintes est mal connue en France[4]. Dans une étude prospective réalisée en 2008 en Lorraine sur 749 femmes enceintes, la consommation de cannabis étudiée en déclaratif et en réel, à partir de dosages urinaires, a été évaluée à près de 3 %[5]. Le delta-9-THC passe

1. Goldschmidt L. *et al.*, « Prenatal marijuana and alcohol exposure and academic achievement at age 10 », *Neurotoxicol Teratol*, 2004, 26, 521-532.
2. Lewis D. A., « Images in neuroscience. Neural networks: neural systems IV: prefrontal cortex », *Am J Psychiatry*, 2000, 157, 1752.
3. Williams M. A. *et al.*, « Risk factors for abruptio placentae », *Am J Epidemiol*, 1991, 134, 965.
4. Delile J. M., « Usages du cannabis : repérage et évaluation des facteurs de gravité », *La revue du praticien*, 2005, 55, 1, 51-63.
5. Ziai M., *Grossesse et consommation de drogues licites et illicites : justifications épidémiologiques à une prise en charge durant la grossesse*, Faculté de médecine de Nancy, Thèse pour le doctorat médecine, oct. 2008.

la barrière placentaire : les taux plasmatiques de THC dans le sang fœtal sont au moins égaux à ceux observés chez la mère. Une consommation régulière de cannabis augmente le risque de retard de croissance intra-utérin, d'accouchement prématuré et d'accouchement dystocique avec liquide méconial[1].

III. – Conséquences de l'exposition prénatale au cannabis sur le fœtus

L'exposition prénatale au cannabis est associée à un poids et une taille de naissance inférieurs à la normale[2]. Ces effets sont surtout liés à une hypoxie provoquée par le CO de la fumée des joints.

Les nouveau-nés exposés au cannabis en prénatal présentent des modifications des cycles du sommeil, des cris aigus et des réactions impulsives. À l'âge de 4 ans[3], les enfants exposés *in utero* obtiennent des scores aux tests verbaux et de mémoire moins favorables que les enfants non exposés. À l'âge de 10 ans[4], l'exposition prénatale au cannabis est aussi associée à un déficit de l'apprentissage et de la mémoire ou à une impulsivité, ainsi qu'à une altération des fonctions exécutives. Ces problèmes peuvent se compliquer de

1. Costes J. M., *Cannabis, données essentielles*, Saint-Denis, OFDT, 2007.
2. Zuckerman B. *et al.*, « Effects of marijuana and cocaine use on fetal growth », *New England Journal of Medicine*, 1989, 320:762.
3. Fried P. A., Watkinson B., « 36- and 48-month neuro-behavioral follow-up of children prenatally exposed to marijuana, cigarettes, and alcohol », *Journal of Developmental & Behavioral Pediatrics*, 1990, 11:49.
4. Richardson G. A. *et al.*, « Prenatal alcohol and marijuana exposure effects on neuropsychological outcomes at 10 years », *Neurotoxicol Teratol*, 2002, 24:309.

Tableau 18. – **Comparaison fumée tabac/cannabis**

Phase gazeuse	*Fumée tabac*	*Fumée cannabis*
Monoxyde de carbone (%) CO	4,58	3,99
Dioxyde de carbone (%) CO2	9,38	8,27
Ammoniac (µg)	199	228
Acide cyanhydrique (µg)	498	532
Benzène (µg)	67	76
Chlorure de vinyle (ng)	12,4	5,4
Diméthylnitrosamine (ng)	84	75
Phase particulaire		
Phénol (µg)	138,5	76,8
Diméthylphénol (µg)	14,4	6,8
THC (µg)		820
Nicotine (µg)	2,85	
Méthylnaphtalène (µg)	3,65	6,1
Benzanthracène (ng)	43	75
Benzopyrène (ng)	21,1	31

D'après National Academy of Science

troubles des conduites et de l'apprentissage scolaire, de symptômes anxieux et dépressifs et de capacités d'abstraction et de raisonnement avec un risque d'échec scolaire double de celui des autres enfants. Le risque de mort subite du nourrisson est augmenté en cas de consommation de cannabis par la mère ou le père[1].

L'activation excessive par le THC des récepteurs cannabinoïdes de type 1 (CB1) neuronaux peut expliquer les problèmes intellectuels, cognitifs et comportementaux

1. Klonoff-Cohen H. *et al.*, « Maternal and paternal recreational drug use and sudden infant death syndrome », *Arch Pediatr Adolesc Med*, 2001, 155:765.

Sragg R. K. *et al.*, « Maternal cannabis use in the sudden death syndrome », *Acta Paediatrica*, 2001, 90, 57-60.

observés en clinique[1]. Ces effets toxiques peuvent se révéler de façon différée par des signes dépressifs ou des risques de dépendance à l'adolescence, dix fois plus fréquents comparés aux sujets naïfs. L'exposition prénatale est aussi associée à une altération des fonctions exécutives ou des capacités d'adaptation et d'attention et ainsi qu'à l'hyperactivité.

Tableau 19. – **Complications des consommations à risques maternelles**

	AP [1] *± RPM*	*RCIU*[2]	*MFIU* [4]	*HRP* [5]	*Malformations*
Tabac	++ (et RPM[3])	+	++	+	++
Alcool	+	+++ SAF [6]	++		+++ microcéphalie
Cannabis	++	+	+		+

1. Accouchement prématuré ; 2. RCIU : retard de croissance intra-utérin ; 3. RPM : rupture prématurée des membranes ; 4. MFIU : mort fœtale intra-utérine ; 5. HRP : hématome rétroplacentaire ; 6. Syndrome d'alcoolisation fœtale.

L'exposition prénatale au cannabis entraîne des changements de l'activité neuronale durant l'inhibition de réponse[2]. Les adolescents qui ont été exposés *in utero*[3] ont un risque de dépression augmenté, un risque de

1. Bernard C. *et al.*, « Altering cannabinoid signaling during development distrupts neuronal activity », *Proceedings of the National Academy of Sciences*, 2005, USA, 102, 9388-9393.
2. Porath A. J., Fried P. A., *op. cit.*
3. Gray K. A., Richardson G., Day N., « Prenatal marijuana use and child depression at age ten », *Neurotox Teratol*, 1997, 19:245.

tabagisme multiplié par 2,58 ; celui de consommation de cannabis multiplié par 2,76 et un risque de dépendance global 10 fois plus élevé, par rapport aux adolescents non exposés au cannabis en prénatal. Enfin, plusieurs études ont montré une augmentation des malformations des systèmes nerveux central, cardiovasculaire et digestif.

Le risque de malformations congénitales est accru lorsque la femme enceinte consomme du cannabis. Il l'est aussi si le père est consommateur. Les malformations les plus fréquentes sont cardiaques et digestives.

IV. – **Dépistage des consommations de cannabis et mesure du CO expiré**

Les consommations de cannabis gravidiques (CCG), presque toujours associées au tabac sous forme de joints, sont observées chez les femmes consommatrices régulières antérieurement à leur grossesse[1]. L'autoquestionnaire CAST (cannabis abuse screening test), version courte du POSIT[2] qui explore l'usage non festif, les troubles de la mémoire, les réactions de l'entourage et la perte de contrôle, n'est pas adapté au dépistage des femmes enceintes.

La mesure du CO expiré, en objectivant des chiffres volontiers élevés, associée à la simple question : « Depuis que vous êtes enceinte, avez-vous fumé des joints ? » permet de dépister les consommations de cannabis.

1. Gruber A. J., Pope H. G., « Marijuana use among adolescents », *Pediatric Clinics of North America,* 2002, 49:389.
2. POSIT (Problem Oriented Screening Instrument for Teenagers).

Dans le Nord-Pas-de-Calais, une action soutenue en 2009 par la MILDT[1] a montré parmi les femmes enceintes (suivies dans les maternités sans tabac de cette région) que 2,4 % d'entre elles avaient des taux de CO expiré élevés supérieurs à 20 ppm ayant pu être rattachés à la consommation de joints de cannabis.

V. – Prise en charge des femmes enceintes consommatrices de cannabis

L'aide à apporter aux femmes enceintes consommatrices justifie la mobilisation des équipes ELSA et CSAPA, sans oublier le médecin généraliste.

Équipes ELSA[2] ou CSAPA[3]. – Elles sont constituées pour faciliter l'accès en urgence à la filière de soins des femmes enceintes concernées. Cet accès et la prise en charge devraient actuellement être réalisés dans le cadre du réseau de périnatalité, intégrant professionnels de la périnatalité et de l'addictologie. Seules ces modalités de fonctionnement offrent aux femmes enceintes des soins adaptés et le soutien nécessaire, tout en leur évitant les contre-attitudes ou les jugements de valeurs. L'écoute réflective permet à la femme enceinte en difficulté par rapport au cannabis de parler de ses soucis ou de son mal de vivre. Le plan MILDT 2008-2011 prévoit une meilleure prévention et une prise en charge de l'usage des drogues et d'alcool chez les femmes seules, enceintes et l'ex-

1. Mission interministérielle de la lutte contre la drogue et la toxicomanie.
2. Équipes de liaison et de soins en addictologie.
3. Centre de soins, d'accompagnement et prévention en addictologie.

périmentation au sein d'un CSAPA d'une équipe mobile de prise en charge mère-enfant[1]. La préoccupation de prévenir les dommages induits par la consommation fait partie de toutes les interventions et concerne l'activité des CSAPA. Les situations de stress, les souffrances ou traumatismes psychiques souvent corollaires de multiples difficultés sociales ou de conduites de vie insupportables sont des facteurs d'emballement des addictions ou de l'échec de leurs tentatives d'arrêt. Les actions sur l'environnement familial et relationnel sont également capitales afin de renforcer les capacités à la parentalité ou au développement des liens mère-enfant et éviter la marginalisation ou le déni des addictions.

Aussi, cela suppose que les 120 000 professionnels médicaux concernés par la périnatalité fassent les efforts de formation pour réaliser le repérage systématique de l'exposition aux toxiques maternels de tous les fœtus et organiser leurs soins de façon décloisonnée et en relais avec les équipes CSAPA. Certes, toutes ces actions relèvent en priorité et théoriquement des équipes CSAPA ou CAARUD[2]. Cependant, même si elles travaillaient 24 heures sur 24 auprès des femmes enceintes, elles ne pourraient prendre en charge qu'un pourcentage limité d'entre elles.

1. Les centres de soins, d'accompagnement et de prévention en addictologie (CSAPA) recouvrent sous une même appellation les anciens Centres de cure ambulatoire en alcoologie (CCAA), les Centres spécialisés de soins aux toxicomanes (CSST) et les Centres d'accompagnement pour la réduction des risques des usagers de drogues (CAARUD).

2. Centres d'accueil et d'accompagnement à la réduction de risques pour usagers de drogues.

Figure 3. – **Grossesse et cannabis : interactions bio-psycho-socio-médicales**

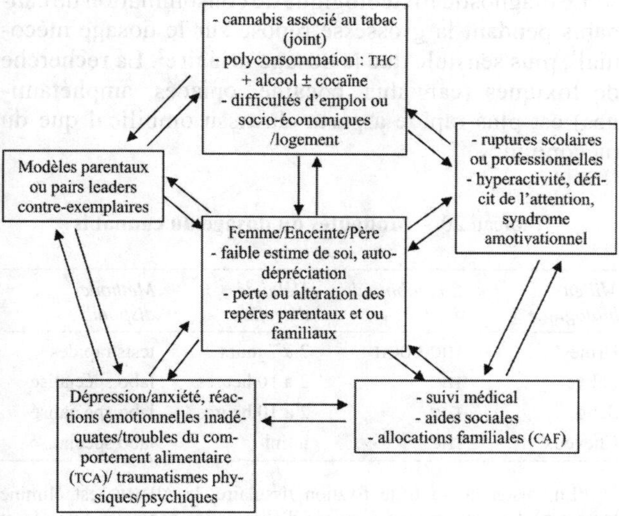

La gravité de la dépression non exceptionnelle chez la femme enceinte tient au risque du passage à l'acte suicidaire, risque majoré chez les consommatrices de cannabis. Pour prévenir ce risque, les thérapies cognitivocomportementales sont efficaces : apprentissage de la résolution de problèmes, renforcement de l'estime de soi, mobilisation du conjoint ou des proches[1], traitement

1. Fiore M. C., Jaën C. R. *et al.*, *Treating Tobacco Use and Dependance: 2008 Update. Quick Reference Guide for Clinicians*, Rockville, MD US Department of Health and Human Services, Public Health Service, April 2009.

médicamenteux anxiolytique associé à un support psychologique efficace.

Le diagnostic toxicologique de consommation de cannabis pendant la grossesse repose sur le dosage méconial[1], plus sensible que le dosage urinaire[2]. La recherche de toxiques (cannabis, cocaïne, opiacés, amphétamines) est plus rapide à partir du tissu ombilical que du méconium[3].

Tableau 20. – **Modalités du dosage du cannabis**

Milieu biologique	*Cannabinoïde dosé*	*Délai de détection*	*Méthode disponible*
Urines*	THC-COOH	2 à 7 jours	tests rapides
Salive	THC	2 à 10 heures	labo spécialisé
Sang	THC	2 à 10 heures	labo spécialisé
Cheveux	THC	infini	labo spécialisé

*En raison de sa forte fixation tissulaire, le Δ9-THC est éliminé lentement dans les urines : demi-vie d'élimination comprise entre 44 et 60 heures

1. Bibb K. W. *et al.*, « Drug screening in newborns and mothers using meconium samples, paired urine samples and interviews », *Journal of Perinatology*, 1995, 15: 199-202.

Pichini S. *et al.*, « Assessment of exposure to opiates and cocaine during pregnancy in a Mediterranean city: preliminary results of the Meconium Project », *Forensic Science International*, 2005, 153, 59-65.

2. Ostrea E. M. *et al.*, « Estimates of illicit drug use during pregnancy by maternal interview, hair analysis, and meconium analysis », *Journal of Pediatrics*, 2001, 138, 344-348.

3. Montgomery D. *et al.*, « Testing for fetal exposure to illicit drugs using umbilical cord tissue *vs* meconium », *Journal of Perinatalogy*, 2006, 26, 11, 14.

VI. – Accouchement et cannabis

Lors de l'accouchement, une prise en charge globale, avec empathie et tolérance, peut faciliter l'établissement de la relation mère-enfant et l'organisation d'un avenir. Le retard de croissance intra-utérin souvent observé chez le nouveau-né est autant lié à la malnutrition, au mode de vie, au tabagisme, qu'à la consommation de cannabis. Le risque d'accouchement dystocique, de liquide méconial ou d'inhalation méconiale est plus élevé. Les nouveau-nés exposés à des consommations maternelles de cannabis modérées ou fortes montrent des troubles qui ne sont pas toujours reliés à l'exposition prénatale au cannabis[1]. L'influence de celui-ci mérite d'être affinée selon le stade de la grossesse, la durée d'exposition et la source de cette exposition (consommation maternelle et/ou paternelle).

L'objectif prioritaire est de ne pas séparer la mère de son enfant. Les maternités possédant des structures de lit « mère-enfant » type « unité kangourou » doivent accueillir en priorité ces patientes avec leur enfant. Dans ces cas, le risque du syndrome de sevrage néonatal impose une surveillance clinique par échelles d'évaluation validées. Le syndrome de manque du nouveau-né se manifeste plus ou moins tardivement, parfois pas du tout. Il faut être vigilant pour repérer l'apparition de certains signes neurologiques (agitation, hyperexcitabilité ou trémulations, cri aigu, troubles du sommeil

1. Fried P. A., Makin J. E., « Neonatal behavioral correlates of prenatal exposure to marijuana and cocaine use on foeṭal growth », *N England J Med*, 1989, 320-762.

Leech S. L. *et al.*, « Prenatal substance exposure: effects on attention and impulsivity of 6-years-olds », *Neurotoxicol Teratol*, 1999, 21:109.

ou du tonus) ; signes digestifs (troubles de la succion, régurgitations, vomissements, diarrhée) ; signes généraux (tachypnée, sueurs profuses, hoquet, hyperthermie, polypnée). Ces signes peuvent être recherchés systématiquement et régulièrement évalués par l'équipe soignante et la mère durant les premiers jours. Jusqu'à l'expression du syndrome de sevrage, le score est établi toutes les 4 heures, puis en cas de contrôle efficace des symptômes par le traitement, toutes les huit heures. La diminution progressive du traitement peut se faire après quelques jours de stabilité clinique, le contrôle devant être maintenu 48 heures après l'arrêt du traitement[1].

1. Delcroix M., Gomez C., Addictions et grossessse : tabac, alcool, cannabis, drogues, *Soins en gynécologie obstétrique*, Maloine, Paris, 2005, 18, 239-259.

Chapitre IV

ALLAITEMENT MATERNEL, *POST-PARTUM* ET ADDICTIONS

I. – Allaitement maternel et addictions maternelles : tabac, cannabis

Tabagisme et allaitement maternel. – Toutes les questions qui se posent concernant le choix de l'allaitement s'inscrivent dans un contexte de transformations physiques et psychiques majeures pour la femme. Le tabagisme maternel n'est pas une contre-indication à l'allaitement maternel. Il est recommandé de proposer une aide au sevrage tabagique, de préférence un substitut nicotinique de forme orale (gommes, pastilles, comprimés). Favoriser l'allaitement maternel d'une mère fumeuse constitue un projet d'envergure qui nécessite une cohésion parfaite de l'équipe soignante. Le rôle de la sage-femme y est primordial[1]. La femme fumeuse qui vient d'accoucher et qui souhaite allaiter doit être prise en charge à la fois pour arrêter de fumer et pour son allaitement maternel qui demande une attention particulière de la part de la sage-femme.

1. Gomez C., Delcroix M., Tabac et allaitement Mise au point, *La revue Sage-femme*, Masson Paris, 2004, 3 : 101-109.

Tableau 21. – **Test de motivation d'arrêt de fumer pour femme enceinte**

1. Comment cotez-vous votre capacité d'arrêter de fumer pendant votre grossesse ?

pas de capacité 1 2 3 4 5 6 7 8 9 10 énormément de capacité

2. Quelle importance accordez-vous au fait d'arrêter de fumer pendant votre grossesse ?

pas d'importance 1 2 3 4 5 6 7 8 9 10 extrêmement d'importance

3. Comment cotez-vous l'aide de votre conjoint pour arrêter de fumer ?

pas d'aide 1 2 3 4 5 6 7 8 9 10 extrêmement d'aide

4. Comment cotez-vous votre souhait d'allaiter votre bébé ?

allaitement artificiel 1 2 3 4 5 6 7 8 9 10 allaitement maternel choisi

Le principal déterminant de la réussite de l'allaitement est la mise au sein précoce et les tétées fréquentes. Le programme national Nutrition Santé a résumé les bénéfices pour la santé de l'enfant et de la mère de l'allaitement maternel[1] : pour la mère, diminution du risque d'hémorragies, moins d'anémie, suites de couches facilitées, moins de cancers du sein (diminution du risque de 40 % si plus de 12-24 mois d'allaitement cumulés), facilitation de l'attachement mère-enfant ; pour l'enfant, facilitation de la mise en place de ses métabolismes énergétiques, protection contre les risques de gastroentérite, de méningite ou d'infection urinaire.

L'allaitement prolongé diminue le risque d'infections des voies respiratoires basses[2], d'asthme ou de

1. www.sante.gouv.fr ; thème: nutrition.
2. Nafstad P. *et al.*, « Maternal smoking and lower respiratory tract infections », *European Respiratory Journal*, 1996, 9, 2623-2629.

sibilances[1] et de bronchiolite[2]. À l'inverse, ce risque est multiplié par six si le nourrisson est nourri au biberon (OR : 11,5 ; IC 95 % : 3,4-38,5).

La France connaît le taux de tabagisme pendant la grossesse le plus élevé et le taux d'allaitement maternel parmi les plus faibles des différents pays de la communauté européenne. Plus le tabagisme maternel est élevé, moins grande est la chance pour le nouveau-né d'être allaité par sa mère.

Figure 4. – **Prévalence allaitement maternel exclusif à 48 heures après accouchement (en %)**
(différents pays d'Europe classés par ordre décroissant, 2004)

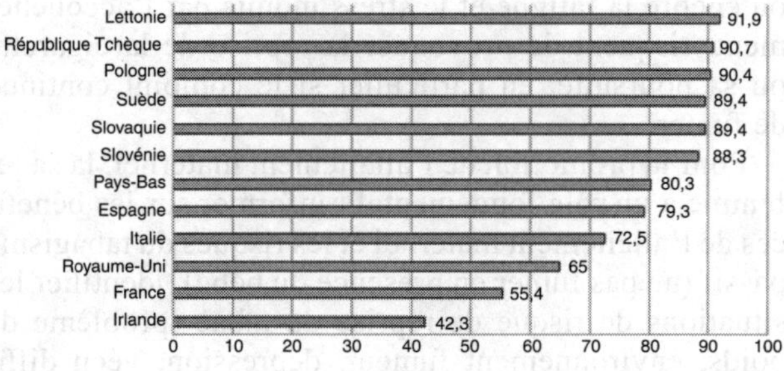

Source : *European Perinatal Health Report*, 2008

1. Oddy W. H. *et al.*, « Association between breast feeding and asthma in 6 years old children findings of a prospective birth cohort study », *BMJ*, 1999, 319, 815-819.

Chaluda P. C. *et al.*, Breastfeeding and the prevalence of asthma and wheeze in children : analysis from the Third National Health and Nutrition Examination Survey, 1988-1994, *J Allergy Clin Immunol*, 2003, 111, 328-336.

2. Chatzimichael A. *et al.*, « The role of breastfeeding and passive smoking on the development of severe bronchiolitis in infants », *Minerva Pediatrica*, 2007, 59, 199-206.

L'étude multicentrique réalisée en 2006 auprès de 13 330 mères[1] montre que l'allaitement maternel dépend en grande partie des consommations à risques évaluées par le CO expiré. La poursuite du tabagisme pendant la grossesse diminue la chance de réussir l'allaitement maternel et de prolonger celui-ci. La nicotine, en diminuant le taux de base de la prolactine, induit une diminution d'environ 20 % de la production lactée. La nicotine a aussi un effet inhibiteur sur l'ocytocine, ce qui diminue le réflexe d'éjection du lait au moment des tétées. Il n'est jamais trop tard pour arrêter de fumer même après l'accouchement[2]. L'arrivée de l'enfant, véritable bouleversement dans la vie du couple, ou encore la fatigue et le stress induits par l'accouchement, risquent de provoquer la reprise de la cigarette ou sa poursuite, en particulier si le conjoint continue de fumer.

Pour la promotion de l'allaitement maternel, la sage-femme a un rôle fondamental : informer sur les bénéfices de l'allaitement maternel et les risques du tabagisme passif (ne pas fumer en présence du bébé), identifier les situations de risque de reprise du tabac (problème de poids, environnement fumeur, dépression, vécu difficile de l'accouchement), favoriser la relation mère-enfant : aider les femmes qui souhaitent allaiter à arrêter la cigarette ou à ne pas la reprendre. Tous les arguments scientifiques et cliniques démontrent que l'allaitement

1. Delcroix M., Gomez C., « Grossesse et tabac : 2006 », *op. cit.*

2. Le DVD *Une nouvelle vie sans tabac* sous-tend l'accompagnement à l'allaitement maternel comme à la parentalité. Il a été réalisé par l'APPRI et l'ANSFTF et diffusé en région Nord-Pas-de-Calais avec le soutien de la CRAM Nord-Picardie.

maternel même avec substitution nicotinique est toujours préférable à la poursuite du tabagisme maternel. Le nouveau-né exposé au tabagisme passif excrète davantage de cotinine dans ses urines que lorsqu'il est allaité par sa mère non-fumeuse, grâce à une substitution nicotinique. Les substituts nicotiniques devraient être poursuivis ou prescrits pendant l'accouchement pour éviter la poursuite ou la reprise de la cigarette : les substituts à durée de vie courte (gommes ou comprimés dosés à 2 mg ou 4 mg) peuvent être pris après la tétée, isolément ou en association avec les patchs prescrits en journée, en cas de très forte dépendance. Leur efficacité, comme la réussite de l'allaitement, tiennent à une prise en charge globale : soutien psychologique et accompagnement pertinent de la part des personnels de santé, en incluant le père.

L'allaitement maternel est, comme la grossesse, une période favorable pour la réussite du sevrage tabagique : par les taux élevés de prolactine et d'ocytocine qu'il entraîne, il a un effet antistress et antiblues. Il favorise la confiance en soi et la qualité de l'attachement mère-nouveau-né.

La conférence de consensus « Grossesse et tabac »[1] et les recommandations de l'ANAES précisent clairement que les professionnels de la naissance doivent être convaincus de leur rôle dans la promotion de l'allaitement maternel dans tous les cas, y compris chez les mères fumeuses ou sous traitement nicotinique substitutif.

1. ANAES, Texte des recommandations version courte, conférence de consensus « Grossesse et tabac », *J Gynécol Obstét Biol Reprod*, 2005, 34 (hors-série n° 1), 3S9.

Concrètement, il convient d'éviter de donner aux mères le choix entre allaiter ou fumer, car certaines seront tentées de choisir le biberon et la cigarette. En cas de tabagisme maternel, l'allaitement n'est jamais à contre-indiquer : celui-ci et l'absence d'exposition à tout tabagisme passif étant toujours préférables à l'allaitement artificiel. Si une substitution nicotinique est nécessaire, la voie orale sera privilégiée[1].

Prévenir la reprise du tabac. – Les premiers jours après l'accouchement peuvent être difficiles à gérer. La venue de l'enfant est un véritable bouleversement dans la vie du couple. La patiente ne se rend pas forcément compte, mais la fatigue induite par l'accouchement et la nouvelle responsabilité d'être maman peut réveiller en elle l'envie de cigarette dès son séjour en maternité et davantage lors de son retour à domicile. La dépendance physique se manifeste le plus souvent par une envie de la première cigarette au lever, ou l'incitation à fumer peut être entretenue par l'entourage, lors des visites à la maternité ou à la maison. La cigarette, associée ou non à l'alcool ou au cannabis sert de régulateur des émotions négatives. En outre, l'excès de prise de poids peut représenter un frein pour arrêter la cigarette ou un motif pour la reprendre après l'accouchement[2]. La

1. Fontaine B., « Tabagisme et allaitement : quelles techniques d'aide à l'arrêt du tabac proposer aux mères ? », *J Gynecol Obstet Biol Reprod*, 2005, 34, (hors série n° 1) : 3S209-3S212.

Pelle C., Schaal J. P., « Modalités de mise en œuvre des outils de sevrage tabagique auprès des femmes enceintes ou des couples au cours des séances préparatoires à la naissance », *J Gynecol Obstet Biol Reprod*, 2005, 34, (hors série n° 1) : 3S206-3S208.

2. Pelle C., Cousin-Verlin C., « Le poids élément de reprise tabagique dans le *post-partum* », *La Revue Sage-Femme*, 2009, 8, 292-298.

prise en charge diététique fait partie de la panoplie des outils de réussite. L'écoute empathique et les thérapies cognitivocomportementales sont les plus efficaces pour aider les mères à verbaliser leurs peurs, à renforcer leur estime personnelle et leurs capacités à mettre fin à leurs consommations à risques d'alcool ou de cannabis.

Cannabis et allaitement maternel[1]. – Le cannabis est la drogue illicite la plus répandue et la plus banalisée. Le cannabis diminue le taux de prolactine et donc la production de lait[2]. Le THC se fixe aux lipides du lait maternel et s'y retrouve à des taux 8 fois plus élevés que dans le sérum maternel. Les effets de l'exposition au cannabis par le lait maternel sont pour l'enfant allaité une diminution du tonus musculaire et de la force de succion et une irritabilité. Il est recommandé de ne pas consommer de cannabis pendant la période d'allaitement et de soutenir les parents durant celle-ci. Le succès de l'allaitement maternel dépend en effet du soutien que la mère, ayant des consommations à risques, reçoit de son entourage (conjoint, parents, proches et intervenants). Promouvoir l'allaitement maternel, c'est faciliter le choix d'allaiter, c'est-à-dire un processus dynamique, en respectant le cheminement subjectif des parents.

1. Morisette P. *et al.*, Enjeux liés à l'adoption d'enfants exposés *in utero* aux substances actives *in* Morisette P. et Venne M., *Parentalité, alcool et drogues*, Éd. CHU Sainte Justine, Montréal, 2009, 4, 97-122.

2. Djulus J., Moretti M., Koren G., « Marijuana use and breastfeeding », *Canadian Family Physician*, 2005, 51, 349-350.

II. – Contraception et *post-partum*[1]

Dans le *post-partum*, les conseils contraceptifs varient selon qu'il y a ou non tabagisme et/ou allaitement maternel. En effet, en l'absence d'allaitement maternel, l'ovulation étant possible à partir du 25e jour, sages-femmes et médecins devraient, en même temps qu'ils informent sur les différentes stratégies de contraception, mettre à profit la demande pour aider les femmes concernées à arrêter ou à ne pas reprendre le tabac et/ou les joints ou l'alcool. Au même titre que la prescription d'une contraception efficace, celle d'un traitement substitutif associé ou non aux TCC devrait faire partie des bonnes pratiques.

Les estroprogestatifs microdosés sont possibles dès le 21e jour seulement chez les femmes sans facteur de risque surajouté c'est-à-dire non fumeuses ou ayant arrêté la cigarette. En cas d'allaitement, la pilule contraceptive microdosée est possible après le 42e jour *post-partum*. Durant le *post-partum*, l'arrêt du tabac est impératif pour limiter les complications liées à la pilule estroprogestative. Le risque principal des estroprogestatifs microdosés est celui de la phlébothrombose[2]. La contraception par progestatif à faible dose continue est à prévoir dès la sortie de la maternité pour prévenir une fécondation possible en l'absence d'allaitement maternel trois semaines après l'accouchement.

1. Robin C., Massart P., Graizeau F. *et al.*, « La contraception du *post-partum* : état des connaissances », *Gynécologie obstétrique et fertilité*, Elsevier Masson, 2008, 36, 603-615.

2. Gourgon S., Dedieu F., Sancho-Garnier H., « Lower limb venous insufficiency and tobacco smoking: a case-control study », *Am J Epidemiol*, 2002, 155, 1007-1015.

D'autre part, le tabagisme perturbe autant l'intéressée dans son choix entre allaitement maternel et allaitement au biberon que les personnels de santé dans leur positionnement personnel ou d'équipe ou leur rôle d'informateur auprès des mères. L'absence de réflexion préalable ou d'aide au sevrage du tabac pendant la grossesse est source de décisions inadéquates ou anxiogènes. En effet, même si les recommandations de la Haute Autorité de santé (HAS) font la promotion de l'allaitement maternel, plusieurs décennies de normalisation psychosociale du tabagisme féminin continuent d'influencer négativement le choix des mères et leurs chances de réussir avec leur allaitement, leur sevrage tabagique.

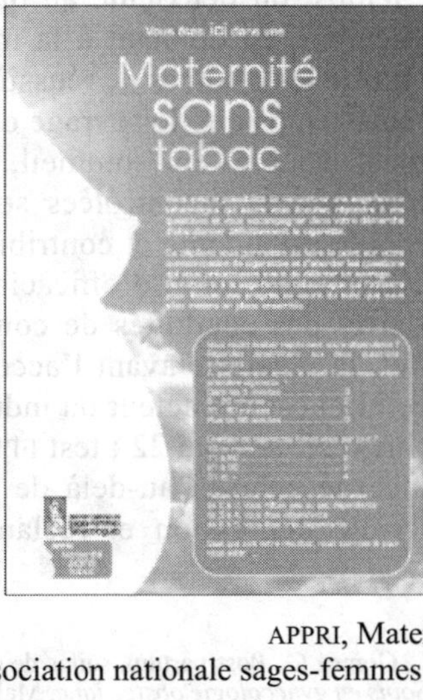

APPRI, Maternité sans tabac/
ANSFTF Association nationale sages-femmes tabacologues©.

La préparation « du retour à domicile » après l'accouchement est importante, en rappelant les conseils hygiénodiététiques (hygiène corporelle, port de sous-vêtements en coton, soutien-gorge adapté, soins du périnée, changement régulier de garniture, douche quotidienne), type de contraception suivi antérieurement à la grossesse, contraception orale souvent conseillée vers le 42e jour du *post-partum* par microprogestatif en cas d'allaitement maternel.

III. – Dépression, consommations à risques[1]

La préparation du retour à domicile doit se faire en cohérence avec le dispositif global de protection maternelle et infantile : (service départemental de PMI et de l'Aide sociale à l'enfance[2]). Le baby blues, certes limité dans le temps, du deuxième au quinzième jour après l'accouchement, en donnant à la mère un sentiment d'échec, limite les chances de réussir l'allaitement maternel en même temps que le sevrage de la cigarette. Crises de larmes, troubles du sommeil, émotivité ou anxiété exacerbée, peurs incontrôlées sont à écouter. Cette simple écoute est aidante et contribue à renforcer le sentiment d'estime de soi et d'efficacité personnelle nécessaire à l'arrêt des conduites de consommation à risques. En effet, la cigarette avant l'accouchement ou reprise après celui-ci est un facteur ou indicateur de risque du baby-blues (cf. tableau 22 : test EPDS).

La persistance de celui-ci au-delà de 15 jours doit évoquer une réelle dépression et réclamer l'avis du psychiatre.

1. Delcroix M., Gomez C., Post-partum, suites de couches normales et pathologiques. *Soins en gynécologie obstétrique*. Maloine, Paris, 2005, 27, 377-390.
2. Qui relève du conseil général et aussi les services de santé scolaire et universitaire pour les mères mineures.

Tableau 22. – **Edinburgh Perinatal Depression Scale (EPDS)**[1]

J'ai pu rire et prendre les choses du bon côté			
aussi souvent que d'habitude	0	vraiment beaucoup moins souvent	2
pas tout à fait autant	1	pas du tout	3
Je me suis sentie confiante et joyeuse, en pensant à l'avenir			
autant que d'habitude	0	moins que d'habitude	2
plutôt moins que d'habitude	1	pas du tout	3
Je me suis reprochée, sans raisons, d'être responsable quand les choses laient mal			
non, jamais	0	oui, parfois	2
pas très souvent	1	oui, la plupart du temps	3
Je me suis sentie inquiète ou soucieuse sans motifs			
non, pas du tout	0	oui, parfois	2
presque jamais	1	oui, très souvent	3
Je me suis sentie effrayée ou paniquée sans vraiment de raisons			
non, pas du tout	0	oui, parfois	2
non, pas très souvent	1	oui, vraiment souvent	3
J'ai eu tendance à me sentir dépassée par les événements			
non, j'ai pu faire face aux situations	0	oui parfois	2
non, je me suis sentie aussi efficace	1	oui, la plupart du temps	3
Je me suis sentie si malheureuse que j'ai eu des problèmes de sommeil			
non, pas du tout	0	oui, parfois	2
pas très souvent	1	oui, la plupart du temps	3
Je me suis sentie triste ou peu heureuse			
non, jamais	0	oui, très souvent	2
pas très souvent	1	oui, la plupart du temps	3
Je me suis sentie si malheureuse que j'en ai pleuré			
non, jamais	0	oui, très souvent	2
seulement de temps en temps	1	oui, la plupart du temps	3
. Il m'est arrivé de penser à me faire mal			
jamais	0	parfois	2
presque jamais	1	oui, très souvent	3
		TOTAL : 0 à 30	

1. Guedeney N. et coll., « Premiers résultats de la traduction de l'Edinburgh Perinatal Depression Scale sur une population parisienne », *Devenir*, 1995, 7, 69-92.

Chapitre V

GROSSESSE : OBJECTIF ZÉRO TABAC

I. – Le tabagisme maternel face à la communauté publique

1. **Grossesse et tabac, un problème de santé publique de premier plan**[1]**.** – Malgré la mesure 10 du plan cancer et la promotion par le ministère de la Santé de la charte « Maternité sans tabac » signée par 400 des 560 maternités de notre pays, plus d'un enfant sur cinq naît encore aujourd'hui après avoir été durant sa vie intra-utérine exposé au tabagisme parental. L'exposition prénatale au tabac représente un facteur de risque à tous les stades du développement embryofœtal, y compris en fin de grossesse et au moment de l'accouchement. C'est aussi parmi les fumeuses que les pourcentages de femmes enceintes consommatrices régulières ou occasionnelles d'alcool et/ou de cannabis sont les plus élevés. Or ces trois toxiques sont responsables de complications graves, alors qu'ils sont évitables. Loin de stigmatiser les femmes enceintes qui fument ou s'alcoolisent, il est possible de les aider par une meilleure écoute et prise en charge dans le cadre des soins périnataux et en

1. Delcroix M., « Grossesse et tabac, un problème de santé publique de premier plan », *Actualités INPES*, janv. 2009, nº 95, 1.

assurant le remboursement des traitements, substituts nicotiniques et thérapies cognitivo-comportementales par le régime maternité. C'est possible en formant tous les personnels de la périnatalité aux repérages et diagnostics systématiques du tabac et du cannabis, par la mesure du CO expiré en consultation. Rappelons que, selon l'article R. 4127-325 du CSP (Code de la santé publique), « dès lors qu'elle a accepté de répondre à une demande, la sage-femme s'engage à assurer personnellement avec conscience et dévouement les soins, conformes aux données scientifiques du moment, que requièrent la patiente et le nouveau-né ». Et selon l'article R. 4127-326, « la sage-femme doit toujours élaborer son diagnostic avec le plus grand soin, en y consacrant le temps nécessaire, en s'aidant dans toute la mesure du possible des méthodes les plus appropriées et, s'il y a lieu, en s'entourant des concours les plus éclairés. »

La mise en œuvre d'une vraie politique de santé publique dans le domaine de la périnatalité semble difficile. Dans son rapport public annuel publié par La Documentation française en février 2006, la Cour des comptes, au chapitre « politique de périnatalité » a ainsi dénoncé l'absence de mesure sur l'alcool et le tabac : aucune des 16 mesures retenues en 1994 ne concernait les conséquences pour les enfants à naître de la consommation par les femmes enceintes de tabac ou d'alcool, même si ces aspects étaient indirectement traités à travers la relance escomptée des carnets de maternité, qui contiennent depuis 1989 des messages de prévention sur ces points. Pourtant, ces méfaits particuliers (morts fœtales, prématurité, handicaps sévères) étaient déjà connus. En particulier, la description des conséquences du syndrome d'alcoolisation fœtale date des années 1968-1973 et la proportion des femmes consommant de l'alcool ou du tabac au cours de la grossesse est suffisamment importante pour justifier une action de prévention généralisée à leur intention.

Le plan 2005-2007, comme celui de 1995-2000, n'envisage le traitement de ces questions qu'à travers la refonte et la relance du carnet de santé de maternité. Concernant le tabac, une conférence de consensus « Grossesse et tabac » a été organisée par l'ANAES les 7 et 8 octobre 2004 à Lille, dans le cadre de la mise en œuvre du plan Cancer. Cette conférence a permis de souligner l'importance croissance du sujet. En effet, au cours des trente dernières années, le pourcentage de femmes qui fument a triplé, même si cette croissance est désormais enrayée. Aujourd'hui, environ 36 % des femmes sont fumeuses avant le début de leur grossesse et 20 à 28 % selon les sources pendant la grossesse. Cette situation est d'autant plus alarmante que les femmes enceintes consommant du tabac fument plus de 10 cigarettes par jour dans 60 % des cas. La conférence de consensus a souligné les conséquences de cette évolution : forte augmentation des risques de fausse couche précoce, de grossesse extra-utérine, de prématurité et de grande prématurité, de retard pondéral à la naissance, de morts fœtales pendant le 3e trimestre, voire de morts subites du nourrisson après la naissance.

Bien qu'elles aient été disponibles un mois avant la présentation du plan Cancer 2005-2007, les conclusions de cette conférence de consensus n'y figurent pas. Même si des mesures ont été prises à travers d'autres plans de santé publique, les dommages causés par l'alcool et le tabac ont ainsi été par deux fois exclus des derniers plans périnatalité.

Dans leur conclusion, les rapporteurs indiquent qu'aujourd'hui l'essentiel des marges d'amélioration de nos performances est à attendre de la mise en œuvre des politiques ciblées sur les DOM et sur les femmes en situation d'exclusion, ainsi que d'une politique réaffirmée de lutte contre la consommation de tabac et d'alcool.

Ils recommandent notamment de :

- renforcer la prévention, en particulier en direction des femmes en situation sociale défavorisée, dans les départements d'outre-mer et en matière de lutte contre la consommation de tabac et d'alcool ;
- réaffirmer la place et les missions des services de PMI dans la coordination de la politique périnatale sur le plan local ;
- redéfinir à cette occasion les normes et les actions obligatoires les concernant et en assurer le suivi.

2. **Non-respect des droits à l'environnement sain : première inégalité de santé**[1]. – Le droit à un environnement sain et à la santé des enfants à naître fait partie des droits de l'homme. Faudra-t-il attendre des procédures auprès de la Cour européenne des droits de l'homme, sur le fondement de l'obligation positive des États membres à un environnement sain, pour que les pouvoirs publics prennent une décision favorable à l'amélioration des conditions de prise en charge des femmes enceintes fumeuses ? Cette mesure serait

1. De Fontbressin P., Droits de l'homme et maternité sans tabac, Addictions et santé des femmes, in *10èmes Rencontres Nationales APPRI, ANSFTF*, Montpellier 9-10 octobre 2009.

d'autant plus efficiente qu'elle permettrait véritablement d'enclencher la dynamique positive du service médical rendu qui, en son absence, pénalise davantage les femmes les plus dépendantes, ayant le plus de difficultés socio-économiques ou étant en situation de précarité. Ces substituts sont actuellement remboursés à hauteur de 50 € par personne et par an, après achat par l'intéressée, alors que, par exemple, une seule boîte de 28 patchs est vendue en pharmacie d'officine entre 49,5 et 80 € et que les traitements par patchs doivent être suivis pendant 3 à 6 mois et associés à des formes orales. Ainsi, le coût prohibitif des substituts nicotiniques non remboursés, la dévalorisation du rôle médical thérapeutique habituel, expliquent qu'actuellement, moins de 6 % des femmes enceintes fumeuses qui en ont besoin bénéficient concrètement du traitement médicamenteux[1], et ce malgré l'annonce en novembre 2009 par le Président Nicolas Sarkozy du triplement du forfait de 50 € d'aide au sevrage tabagisme pour certains (femmes enceintes et CMU) et la prévision que ce forfait, avec une enveloppe annuelle fixée à 60 millions d'euros, bénéficie à 1,2 million de personnes.

Rappelons aussi l'importance du décret n° 2006-1386 du 15 novembre 2006 du ministre de la Santé et des Solidarités qui fixe les conditions d'application de l'interdiction de fumer dans les lieux affectés à un usage collectif : « L'interdiction de fumer dans les lieux affectés à un usage collectif s'applique : dans tous les lieux fermés et couverts qui accueillent du public ou qui constituent

1. Braillon A, Robillard H. *et al.*, « Grossesse sans tabac : une mobilisation régionale des professionnels des maternités de Picardie », J Gynecol Obstet Biol Reprod, 2009, 38, 488-492.

des lieux de travail. » Les dispositions du présent décret sont entrées en vigueur le 1er février 2007. Le non-respect de cette interdiction est puni de l'amende prévue pour les contraventions de la troisième classe et de la quatrième classe pour le responsable des lieux. Dans tous les lieux mentionnés à l'article 3511-1, une signalisation apparente rappelle le principe de l'interdiction de fumer. Un modèle de signalisation accompagnée d'un message sanitaire de prévention est déterminé par arrêté du ministre chargé de la santé. Ne pas mettre en place la signalisation prévue à l'article R. 3511-6 expose également à des contraventions réprimées par le Code de la santé publique.

3. **Addictions maternelles et risque médico-judiciaire.** – Au cours des dix dernières années, les différentes juridictions ont étendu le champ de la responsabilité du corps médical, en donnant une définition de plus en plus large de la faute susceptible d'être sanctionnée, soit le défaut d'information ou de consentement éclairé, soit la perte de chance.

Outre sa condamnation à des dommages-intérêts en cas de préjudice, le professionnel de santé s'expose à des sanctions pénales, lorsque les faits reprochés sont susceptibles de constituer une infraction, notamment l'omission de porter secours à personne en danger (article 223-6, nouveau Code pénal). Le plus souvent, ce sont les cas de handicaps qui poussent les individus à porter plainte. Pendant la grossesse, la consommation de cigarettes, d'alcool ou de cannabis peut être responsable de handicaps particulièrement graves, notamment l'IMOC (infirmité motrice d'origine cérébrale) et le SAF (syndrome d'alcoolisme fœtal). L'IMOC peut être consécutive à des épisodes d'hypoxie ou d'asphyxie provoqués par l'intoxication oxycarbonée de la fumée de tabac ou de cannabis. Le SAF est lié aux conduites d'alcoolisation régulières ou importantes durant toute ou partie de la grossesse. Ainsi le dépistage des consommations à risques gravidiques est primordial, autant pour éclairer le consentement de chaque patiente et lui permettre d'adhérer à la mise en œuvre des bonnes pratiques professionnelles (soins curatifs et préventifs pertinents) que pour se préserver du risque médicojudiciaire.

II. – Des mesures à prendre, des solutions émergentes

1. **Tabac, cannabis et grossesse : danger !** – Nous l'avons vu au cours des chapitres précédents, fumer ou être victime de tabagisme passif augmente le risque d'infertilité, chez la femme comme chez l'homme, et d'échecs après fécondation *in vitro*. Le risque d'avortements spontanés est multiplié en moyenne par deux à trois chez les fumeuses, par deux chez les femmes victimes de tabagisme passif. Celui de grossesses extra-utérines est multiplié par deux, voire par cinq pour les très grandes fumeuses, sans oublier les accouchements prématurés. En 15 ans, on constate que trois fois plus de bébés naissent avec un poids inférieur à 1 500 g. Progrès médical ou réelle hérésie sanitaire ?

Sachant que les risques de handicaps graves sont fortement liés au retard de croissance intra-utérin et à la grande prématurité, et que tabac et alcool ou cannabis en sont les premières causes évitables, il apparaît crucial de mettre en place une prise en charge globale et systématique de toute femme enceinte sujette à ce type d'addiction. Or, il n'en est rien ! Aujourd'hui, moins de 6 % des fumeuses attendant un enfant se voient prescrire un traitement substitutif nicotinique (TNS). Or ce traitement augmente les chances de réussir le sevrage et de vivre sereinement la poursuite de la grossesse. Pourtant, plus de 200 000 professionnels de santé peuvent aujourd'hui le prescrire à leurs patientes dépendantes : près de 65 000 médecins généralistes, 5 342 gynécologues-obstétriciens, 20 220 sages-femmes, 41 083 chirurgiens dentistes, 10 358 anesthésistes-réanimateurs, 67 484 pharmaciens recensés…

Alors que la mesure du monoxyde de carbone (CO-test) est une méthode qui valorise autant le sevrage d'une patiente que le suivi mis en place par le professionnel, seules 150 maternités françaises sont actuellement susceptibles de la proposer aux futures mamans. De même, alors que le CO-test permet de dépister aussi bien le tabagisme passif ou actif que d'éventuelles consommations de joints (cannabis), son apprentissage et la prescription des substituts à la nicotine ne font pas partie de la formation initiale des professionnels de santé. Comment contrôler la tension artérielle sans tensiomètre ? Comment installer un dépistage et un suivi efficace du tabagisme ou de la consommation de cannabis des femmes enceintes sans analyseur de CO et/ou sans prescription d'un traitement adapté ?

Actuellement, 35,9 % des femmes fument avant d'être enceintes et plus d'une Française sur 5 sera fumeuse le jour de son accouchement (21,8 %)[1]. Il

1. *Euro-Peristat Project*, *op. cit.*

est possible de faire régresser ces chiffres alarmants si la volonté gouvernementale choisit de combattre efficacement le tabagisme des jeunes femmes et de prendre en charge les substituts nicotiniques pendant la grossesse. Parallèlement, pour diminuer le nombre d'enfants porteurs des troubles causés par l'alcoolisation fœtale, il suffirait que le gouvernement inscrive vraiment, comme la Cour des comptes le lui a clairement demandé en février 2006, dans ses différents plans périnatalité et MILDT, la prévention, le dépistage et la prise en charge des consommations maternelles à risques.

Les liens entre celles-ci et les risques de handicaps de tous ordres sont démontrés depuis des décennies. Ces handicaps sont cause de déficits économiques considérables et de souffrances psychiques banalisés ou déniés. Par leur fréquence et la gravité de leurs complications, les consommations à risques parentales représentent donc un problème majeur de santé publique d'autant plus inquiétant que ces consommations à risques sont initiées à un âge précoce. Même si le déni de cette situation commence à être levé, beaucoup d'efforts restent à accomplir tant du côté des professionnels de la périnatalité et de l'addictologie ou des travailleurs sociaux que du côté des décideurs politiques.

Ignoré des textes internationaux, le combat pour la non-exposition des enfants à naître aux toxiques maternels tabac, alcool, cannabis doit être envisagé aussi sous l'angle des droits de l'homme. À partir d'une transposition des solutions jurisprudentielles adoptées par la Cour européenne des droits de l'homme pour la reconnaissance du droit à l'environnement sain, sur la base des articles 2, 8 et 10 de la Convention européenne des droits de l'homme, s'ouvre une nouvelle voie. Il s'agit de l'exécution par l'État de son obligation positive d'assurer le respect de la Convention européenne des droits de l'homme dans les relations interindividuelles et de la prise de conscience par chaque citoyen de ce qu'il est également débiteur de devoirs humains. La motivation de la Cour européenne des droits de l'homme dans l'ensemble des décisions rendues à propos du droit à l'environnement sain se fonde sur l'obligation positive de l'État mais également sur l'obligation des opérateurs économiques à mettre en œuvre une information effective du public sur les risques encourus, pour assurer le respect des droits fondamentaux. Il importe également de faire prendre conscience à chacun de ce que tout citoyen d'une société démocratique doit assumer des devoirs humains hors desquels les droits de l'homme ne peuvent être véritablement effectifs. Il en va de l'effectivité des droits de l'homme à partir d'une information sur le devoir de participation de chacun d'assurer « l'état complet de bien-être » des femmes et des hommes à venir.

2. **Les recommandations de la conférence de consensus « Grossesse et tabac »[1].** – La conférence de consensus « Grossesse et tabac » a donné lieu à diverses recommandations concernant le tabagisme maternel, dont nous reproduisons ici certains extraits :

- Propositions d'études futures

1. Anaes. texte des recommandations de la conférence de consensus Grossesse et tabac, version courte. Lille 7-8 octobre 2004. *J Gynecol Obstet Biol Reprod*, EMC, 2005, 22 p.

Des travaux complémentaires s'avèrent nécessaires sur le thème « tabagisme et femme enceinte ». Il est notamment recommandé de mettre en place :

- une enquête nationale pour évaluer, avec l'aide d'un marqueur du tabagisme, la prévalence du tabagisme actif ou passif en France chez la femme enceinte et dans son environnement ;
- des enquêtes locales qui peuvent servir d'indicateurs pour adapter des réponses à une problématique de proximité ;
- des recherches complémentaires sur les marqueurs du tabagisme, dans le but d'adapter individuellement le TSN chez la femme enceinte ou qui allaite ;
- la recherche d'aides spécifiques à l'arrêt du tabac chez les adolescent(e)s, en particulier quand le tabagisme est lié aux autres conduites addictives ;
- des études sur les effets du TSN sur le fœtus. La mise en place d'un registre commun aux praticiens utilisant des médicaments d'arrêt du tabac chez la femme enceinte pourrait permettre de partager leurs données concernant le déroulement de la grossesse et de ses suites ;
- des études sur les risques à moyen et long termes chez les adolescents exposés *in utero* au tabagisme de leur mère (cancers, malformations congénitales, obésité, syndrome X, développement psychomoteur, troubles du comportement, addiction au tabac ou autres addictions) ;
- un registre national des malformations fœtales incluant les paramètres tabac, alcool et cannabis ;
- le manque de données, l'absence de coordination des actions et l'éparpillement des moyens font souhaiter

la création d'un Observatoire national de la grossesse et de la naissance.

- Recommandations sur les mesures de santé publique

Mesures de prévention générale :

- le statut tabagique devrait être inscrit dans le dossier médical personnel ;
- il est nécessaire d'inscrire l'exposition du bébé au tabagisme familial dans le certificat du 8e jour et dans les deux autres certificats obligatoires (9e et 24e mois) ;
- la lutte contre le tabagisme passif des femmes enceintes et des enfants doit faire l'objet de campagnes d'information, en particulier, il faut relancer périodiquement des campagnes d'information sur le rôle du tabagisme dans la survenue de morts subites du nourrisson.

• Mesures d'aide aux femmes enceintes fumeuses

Il convient d'apporter une réponse de proximité aux femmes enceintes fumeuses et à leurs compagnons, en créant des lieux de consultations multidisciplinaires d'aide à l'arrêt du tabac, si possible situés dans les maternités.

Ceux-ci pourront y rencontrer, au minimum, un tabacologue, une diététicienne et un psychologue. L'accès en sera gratuit.

• Mesures concernant les professionnels de santé

Les professionnels de santé doivent être conscients de leur exemplarité en matière de tabagisme.

Il est nécessaire d'inclure un enseignement de tabacologie dans les cursus initiaux et la formation continue de tous les professionnels de santé et d'éducation susceptibles d'entrer en contact avec les femmes enceintes et les enfants.

Les assistantes maternelles doivent être sensibilisées aux éventuels effets néfastes de leur tabagisme et de celui de leur entourage sur les enfants dont elles ont la charge. Leur tabagisme est à prendre en compte lors de leur agrément.

3. **Un référentiel pour devenir une maternité sans tabac.** – Le référentiel pour devenir une maternité sans tabac permet, comme le recommande la Cour des comptes, de renforcer en matière de lutte contre la consommation de tabac en rendant effective la mise en œuvre des recommandations de la conférence de consensus « Grossesse et tabac ». Ce référentiel global comporte 5 référentiels.

Ces référentiels apprécient comment la maternité améliore en continu son organisation par l'implantation de la démarche « Maternité sans tabac » et ses pratiques afin d'optimiser la qualité de la prise en charge globale des femmes enceintes vis-à-vis du risque tabac.

L'amélioration de la qualité des soins en gynécologie obstétrique a pour raison d'être la satisfaction des femmes enceintes et/ou des couples et l'amélioration des indicateurs périnataux. L'enjeu de cette démarche est d'organiser la maternité pour répondre à ces besoins.

L'atteinte des objectifs du programme « Maternité sans tabac » à travers le programme « Prévention du risque tabac » est mesurée selon différentes méthodes : le suivi des indicateurs (cf. tableau des indicateurs), l'évaluation des pratiques professionnelles.

Ces objectifs sont structurés sur la base des recommandations de la conférence de consensus « Grossesse et tabac » d'octobre 2004 et de l'Afssaps.

Les référentiels sont rédigés sur le mode affirmatif et de façon positive. Ils expriment des attentes, des objectifs à atteindre.

Les critères permettant de satisfaire les référentiels ne sont pas exhaustifs ; aussi, une maternité peut avoir développé d'autres réponses pour atteindre l'objectif.

Référentiel I. – **Gestion de la qualité des soins et prévention du risque tabac en maternité**

Les références et les critères

La maternité initie, pilote et soutient une politique de prévention du risque tabac et de la qualité des soins périnataux en s'appuyant sur une politique qualité des soins.	□oui □en projet □ non
La politique de prévention du risque tabac et l'amélioration des indicateurs périnataux sont définies par le comité de prévention du tabac et l'équipe obstétricale.	□oui □en projet □ non
Avec la CME, le directeur des soins ou le responsable du service des soins, le CTE, le Conseil d'administration et le Comité hospitalier de la sécurité.	□oui □en projet □ non
La politique de prévention du risque tabac en maternité comporte des objectifs précis, mesurables dans le temps, traduits dans le programme de gestion de la qualité des soins périnataux.	□oui □en projet □ non
La politique de prévention du risque tabac en maternité est intégrée dans le projet de service.	□oui □en projet □ non

La politique de prévention du risque tabac en maternité et ses objectifs font l'objet d'information auprès des personnes tant lors de son élaboration que pour le suivi de l'état d'avancement du programme de prévention du risque tabac en maternité.	□oui □en projet □ non
Les responsabilités concernant la gestion de la qualité et la prévention des risques tabac en maternité sont identifiées.	□oui □en projet □ non
Un processus de gestion de la qualité du suivi de la grossesse prévoyant une prise en compte des besoins des personnels et des fumeuses enceintes ou des pères fumeurs est en place.	□oui □en projet □ non
Des dispositions sont prises pour connaître les besoins et la satisfaction des fumeuses s'appuyant sur une politique qualité des soins.	□oui □en projet □ non
Un programme de prévention du risque tabac en maternité est en place.	□oui □en projet □ non
L'efficacité du programme de gestion de la qualité des soins et de prévention du risque tabac est évaluée.	□oui □en projet □ non

Référentiel II. – **La femme enceinte et la prise en charge du tabagisme**

Référence I – Droits et informations à propos de la grossesse et du tabagisme	
La maternité s'engage à afficher une signalétique claire, compréhensible du respect de l'interdiction de fumer.	□oui □en projet □ non
La maternité s'engage à informer les femmes enceintes à propos des dangers du tabagisme actif et passif pendant la grossesse au même titre que la prévention de la toxoplasmose.	□oui □en projet □ non

Les femmes et les pères reçoivent une information claire, compréhensible sur les conditions du séjour et du respect de l'interdiction de fumer dans la maternité.	□oui □en projet □ non
La maternité met à la disposition des femmes enceintes et/ou des couples des fiches d'information « Grossesse et tabac »	□oui □en projet □ non
Référence II – Dossier obstétrical, carnet de maternité	
Le contenu du dossier et du carnet de maternité de la femme enceinte permet d'assurer la coordination entre professionnels et dans différents secteurs d'activités ?	□oui □en projet □ non
Le projet médical et le projet de soins, élaborés par les professionnels de santé, définissent les modalités d'organisation de la prise en charge des femmes enceintes fumeuses.	□oui □en projet □ non
La mesure du CO expiré est renseignée (en PPM).	□oui □en projet □ non
Référence 3 : Organisation de la prise en charge des femmes enceintes	
La maternité définit et met en œuvre une politique de prise en charge du tabagisme dans tous les secteurs d'activité en consultation prénatale, en service de grossesses pathologiques, en préparation à la naissance, en salle de naissance, en suites de couches	□oui □en projet □ non
L'organisation du suivi de la grossesse permet d'évaluer l'état de santé initiale de la femme fumeuse par la mesure du CO expiré.	□oui □en projet □ non
Les besoins de dépendance ou non à la nicotine de la femme fumeuse sont identifiés et pris en compte.	□oui □en projet □ non
La maternité définit et met en œuvre une politique de prise en charge du tabagisme par la mise à disposition d'une consultation de tabacologie pour les femmes enceintes.	□oui □en projet □ non

La politique de prévention du risque tabac en maternité prévoit de mettre à disposition des fumeuses enceintes les traitements reconnus efficaces 24 h sur 24 : – Mesure du CO expiré et TCC (thérapies cognitivocomportementales) – traitements nicotiniques substitutifs	 ☐oui ☐en projet ☐ non ☐oui ☐en projet ☐ non
L'état de santé de la femme fumeuse fait l'objet d'évaluations régulières de la mesure du monoxyde de carbone (CO) expiré et de réajustement de la prise en charge du tabac.	☐oui ☐en projet ☐ non
La femme enceinte fumeuse bénéficie des actions d'éducation concernant la maladie tabagique et son traitement.	☐oui ☐en projet ☐ non

Référentiel III. – **Gestion des compétences humaines**

La formation des professionnels de la maternité à l'abord de la femme enceinte fumeuse et l'assistance méthodologique à la mesure du CO expiré sont assurées.	☐oui ☐en projet ☐ non
La maternité prévoit dans son plan de formation, la formation à la prise en charge de la femme fumeuse pendant la grossesse pour le personnel soignant.	☐oui ☐en projet ☐ non
La maternité prévoit la mise en place d'un projet de sevrage personnalisé pour les personnels fumeurs avec la médecine préventive.	☐oui ☐en projet ☐ non
La politique de prévention du risque tabac en maternité prévoit de mettre à disposition des personnels les traitements reconnus efficaces 24 heures sur 24 : – Mesure du CO expiré et TCC (thérapies cognitivocomportementales) – Traitements nicotiniques substitutifs	☐oui ☐en projet ☐ non ☐oui ☐en projet ☐ non ☐oui ☐en projet ☐ non

L'état de santé des personnels fumeurs fait l'objet d'évaluations régulières de la mesure du monoxyde de carbone (CO) expiré et de réajustement de la prise en charge du tabac en médecine préventive ou par l'UCT.	□oui □en projet □ non
Les procédures d'accueil et d'intégration des professionnels et des stagiaires en maternité rappellent le respect de l'interdiction de fumer en maternité et dans l'enceinte de l'hôpital.	□oui □en projet □ non
La formation continue permet d'assurer l'amélioration du niveau de compétence des personnels à prévenir et à prendre en charge le risque tabac pendant la grossesse.	□oui □en projet □ non
La politique de prévention du tabac, le plan stratégique de prévention dans les différents secteurs de la maternité sont présentés à tout professionnel de santé ou stagiaire.	□oui □en projet □ non
Dans chaque secteur d'activité de la maternité, une information adaptée au poste est fournie à tout nouveau professionnel ou stagiaire, concernant l'exigence en matière de sécurité, le contrôle et la prévention du risque du tabac et les stratégies de prévention du tabac de la qualité des soins en place.	□oui □en projet □ non
La sécurité des biens et des personnes concerne tant les patientes que les professionnels.	□oui □en projet □ non

Référentiel IV. – **Gestion du système de communication**

Dans chaque secteur d'activité de la maternité, une information adaptée à la méthodologie de la mesure du CO est fournie à tout nouveau professionnel ou stagiaire, concernant la prise en charge du tabac.	□oui □en projet □ non
La maternité a mis en place un niveau optimal de prise en charge du tabagisme pendant la grossesse en disposant d'un analyseur de CO par tranche de 200 accouchements.	□oui □en projet □ non

La maternité met à la disposition des professionnels les consommables (embouts) pour la mesure du CO expiré.	□oui □en projet □ non
Le nettoyage des locaux et des équipements est conforme à la politique de sécurité et d'hygiène.	□oui □en projet □ non
La maternité est organisée pour assurer la sécurité des personnes contre l'incendie notamment et mettre en place toutes mesures de prévention contre le risque incendie en faisant respecter l'interdiction de fumer.	□oui □en projet □ non
La maternité a mis en place les mesures de prévention contre le risque incendie en faisant respecter l'interdiction de fumer.	□oui □en projet □ non

Référentiel V. – **Gestion de la logistique**

Dans chaque secteur d'activité de la maternité, une information adaptée à la méthodologie de la mesure du CO est fournie à tout nouveau professionnel ou stagiaire, concernant la prise en charge du tabac.	□oui □en projet □ non
La maternité a mis en place un niveau optimal de prise en charge du tabagisme pendant la grossesse en disposant d'un analyseur de CO par tranche de 200 accouchements.	□oui □en projet □ non
La maternité met à la disposition des professionnels les consommables (embouts) pour la mesure du CO expiré.	□oui □en projet □ non
Le nettoyage des locaux et des équipements est conforme à la politique de sécurité et d'hygiène.	□oui □en projet □ non
La maternité est organisée pour assurer la sécurité des personnes contre l'incendie notamment et mettre en place toutes mesures de prévention contre le risque incendie en faisant respecter l'interdiction de fumer.	□oui □en projet □ non

La maternité a mis en place les mesures de prévention contre le risque incendie en faisant respecter l'interdiction de fumer.	□oui □en projet □ non
Les professionnels bénéficient d'une formation incendie actualisée.	□oui □en projet □ non
Un contrôle du nettoyage des locaux et des équipements est effectué à périodicité et le contrôle du respect de l'interdiction de fumer.	□oui □en projet □ non
La maternité a mis en place un protocole de déclaration de non-respect de l'interdiction de fumer : – lors d'un contrôle du nettoyage des locaux et des équipements	□oui □en projet □ non
– lors de la constatation du non-respect de l'interdiction de fumer par le personnel	□oui □en projet □ non
– lors de la constatation du non-respect de l'interdiction de fumer par un visiteur	□oui □en projet □ non
– lors de la constatation du non-respect de l'interdiction de fumer par un usager.	□oui □en projet □ non
La maternité a mis en place un protocole de déclaration d'événement indésirable lorsque l'interdiction de fumer n'est pas respectée.	□oui □en projet □ non

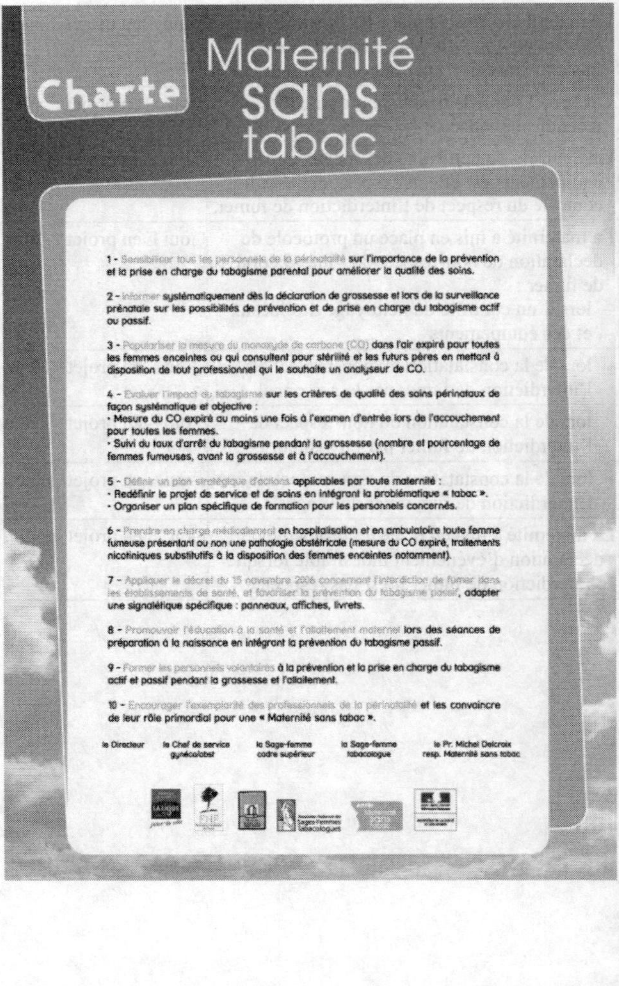
Charte
Maternité sans tabac
1 - Sensibiliser tous les personnels de la périnatalité sur l'importance de la prévention et la prise en charge du tabagisme parental pour améliorer la qualité des soins.
2 - Informer systématiquement dès la déclaration de grossesse et lors de la surveillance prénatale sur les possibilités de prévention et de prise en charge du tabagisme actif ou passif.
3 - Populariser la mesure du monoxyde de carbone (CO) dans l'air expiré pour toutes les femmes enceintes ou qui consultent pour stérilité et les futurs pères en mettant à disposition de tout professionnel qui le souhaite un analyseur de CO.
4 - Evaluer l'impact du tabagisme sur les critères de qualité des soins périnataux de façon systématique et objective :
· Mesure du CO expiré au moins une fois à l'examen d'entrée lors de l'accouchement pour toutes les femmes.
· Suivi du taux d'arrêt du tabagisme pendant la grossesse (nombre et pourcentage de femmes fumeuses, avant la grossesse et à l'accouchement).
5 - Définir un plan stratégique d'actions applicables par toute maternité :
· Redéfinir le projet de service et de soins en intégrant la problématique « tabac ».
· Organiser un plan spécifique de formation pour les personnels concernés.
6 - Prendre en charge médicalement en hospitalisation et en ambulatoire toute femme fumeuse présentant ou non une pathologie obstétricale (mesure du CO expiré, traitements nicotiniques substitutifs à la disposition des femmes enceintes notamment).
7 - Appliquer le décret du 15 novembre 2006 concernant l'interdiction de fumer dans les établissements de santé, et favoriser la prévention du tabagisme passif, adapter une signalétique spécifique : panneaux, affiches, livrets.
8 - Promouvoir l'éducation à la santé et l'allaitement maternel lors des séances de préparation à la naissance en intégrant la prévention du tabagisme passif.
9 - Former les personnels volontaires à la prévention et la prise en charge du tabagisme actif et passif pendant la grossesse et l'allaitement.
10 - Encourager l'exemplarité des professionnels de la périnatalité et les convaincre de leur rôle primordial pour une « Maternité sans tabac ».
le Directeur
le Chef de service gynéco/obst
la Sage-femme cadre supérieur
la Sage-femme tabacologue
le Pr. Michel Delcroix resp. Maternité sans tabac

4. **Mesures préconisées l'Académie nationale de médecine**[1]**.** – Il faut continuer l'effort initié après la conférence de consensus de 2004 : la charte proposée n'a été signée que par 70 % des maternités et elle n'est pas complètement respectée. Il faut impliquer les services de protection maternelle et infantile (PMI) et tous les autres professionnels de santé concernés par la périnatalité dans le dépistage et la prise en charge du tabagisme des femmes enceintes. L'absence de toute présence de tabac dans les maternités doit être régulièrement vérifiée. Dans toutes les maternités, le dosage du CO dans l'air expiré par la femme enceinte, et si possible par son conjoint, doit être effectué à chaque visite prénatale. S'il est élevé, la femme enceinte doit être adressée à une consultation d'arrêt du tabac. La Sécurité sociale devrait prendre en charge les substituts nicotiniques pendant la grossesse et pendant l'allaitement. Par ailleurs, il est nécessaire d'organiser une éducation parentale dans les maternités avec distribution de documents standards et suivi personnalisé si besoin. Un rapport annuel sur la mise en œuvre de ces recommandations est indispensable, pour vérifier que les moyens sont adéquats et suivre les résultats. La notation des établissements hospitaliers doit prendre en compte le respect de la Charte dans les maternités et les résultats obtenus. En plus de la responsabilité personnelle des chefs de service, celle des directeurs d'établissement et des présidents de Commission médicale d'établissement doit être engagée dans le fonctionnement des maternités.

1. Tubiana M., *et al.*, « Le tabagisme », *Bulletin de l'Académie nationale de médecine,* 2009, nº 6, 1371-1385, séance du 9 juin 2009.

5. **Mesures préconisées par le Haut Conseil de la santé publique (HCSP)**[1]. – Extraits de l'*Avis relatif aux moyens nécessaires pour relancer la lutte contre le tabagisme*, du 22 septembre 2010 :

Chez la femme enceinte, le tabagisme actif, mais aussi passif, reste hautement toxique pour la mère et l'enfant : le monoxyde de carbone reste plus longtemps fixé sur l'hémoglobine fœtale, expliquant en grande partie le retard de croissance *in utero*, le petit poids de naissance et le doublement de la mortalité *in utero* (odds ratio = 2,0 ; IC 95 % : 1,4-2,9) et lors de la première année de vie (odds ratio = 1,8 ; IC 95 % : 1,3-2,6). Par ailleurs, le tabagisme pendant la grossesse entraîne une fragilité respiratoire de l'enfant et favorise l'obésité.

Le retour sur investissement est indiscutable pour les coûts de prise en charge des malades chroniques et chez les femmes enceintes.

Il apparaît urgent que la France, qui a été pionnière en conduisant des actions remarquées contre le tabagisme, reprenne l'initiative en se dotant des moyens de réduire le désastre sanitaire lié à ce produit de consommation courante qui tue précocement la moitié des personnes qui le consomment toute leur vie, en développant une nouvelle politique de lutte contre le tabac et en agissant simultanément sur les différents volets du contrôle du tabac pour : réduire et retarder l'initiation du tabagisme des jeunes ; réduire la place du tabac dans la société en combattant la norme tabagique installée par l'industrie pour offrir à tous les citoyens le droit de vivre sans être

1. « Avis relatif aux moyens nécessaires pour relancer la lutte contre le tabagisme », 22 septembre 2010, 4 p.

pollués par la fumée du tabac ; aider les fumeurs à l'arrêt, à commencer par les femmes enceintes et allaitantes.

Pour ce faire, le Haut Conseil de la santé publique recommande en priorité de :

Porter une attention particulière aux femmes enceintes en inscrivant le « zéro tabac » et « zéro alcool » dans tous les documents liés à la grossesse.

Pour aider à l'arrêt, de :

- renouveler les campagnes d'incitation à l'arrêt chaque année ;
- former les médecins généralistes et les sages-femmes au sevrage tabagique et inscrire la prise en charge de la dépendance tabagique dans les plans de formation initiaux et de formation médicale continue ;
- continuer à assurer la promotion de la ligne 39 89 et du site Internet Tabac-Info-Service.

En tout état de cause, il faut assurer le remboursement à 100 % aux femmes enceintes qui fument.

CONCLUSION

Le tabagisme ou le cannabis pergravidique, au-delà même des effets néfastes à court ou moyen termes pour les femmes elles-mêmes, menace gravement la santé des enfants à naître. Ces conséquences graves, sous-estimées sur le plan tant individuel que collectif, constituent un des enjeux les plus grands de santé publique pour tous les pays industrialisés où la proportion de femmes fumeuses déjà importante ne cesse d'augmenter. Aussi s'agit-il d'un des enjeux de soins et de prise en charge parmi les plus difficiles des années à venir pour tous les professionnels de santé concernés par la périnatalité.

Pourtant la cigarette ou le joint est responsable de complications évitables grâce à des programmes de prévention stratégiques et coordonnés (conseils pertinents, mesure en routine du CO dans l'air expiré, méthodologies d'aide à l'arrêt, consultations prénatales et/ou séances de préparation à la naissance adéquates, guides pratiques et traitements médicamenteux adaptés). Toutes les actions sont efficaces pour différents types de population, différents degrés de dépendance et différents stades de la grossesse. Ces actions gratifiantes et prometteuses pour les futures mères et les professionnels de santé sont, de plus, rentables sur le plan socio-économique. La sensibilisation, la formation spécifique des professionnels impliqués, l'amélioration de leur pertinence par la vulgarisation de la mesure du CO dans l'air expiré et la mise en réseau des ressources humaines, la dénormalisation du tabac constituent des réponses efficaces aux problèmes multiples posés. Le tabagisme ou le cannabis des femmes enceintes pose, au-delà de la question des conditions de sécurité de la naissance, celle de l'environnement global de la transmission de la vie humaine. Ces questions se posent autant aux responsables politiques du gouvernement qu'à l'opinion publique et à la société dans son ensemble.

REMERCIEMENTS

À Conchita Gomez, présidente de l'Association Nationale des Sages-Femmes Tabacologues, Addictologues Françaises (ANSFTAF), qui, avec son travail de recherche clinique initial démontrant les effets délétères du monoxyde de carbone (CO) de la fumée de tabac ou de cannabis sur l'oxygénation et la croissance du fœtus, a permis la création du testeur de CO *Bébé CO*, dédié *Maternité sans tabac.*

À Céline Delcroix, chargée de communication pendant trois ans de nos deux associations partenaires l'APPRI-Maternité sans tabac et l'ANSFTF, qui, en élaborant la panoplie remarquable de leurs outils de communication destinés tant aux femmes ou aux futures mamans ou papas qu'aux soignants, a donné à leurs actions la lisibilité nationale attendue.

À tous ceux qui m'ont apporté conseil ou soutien pour la mise à jour de cet ouvrage ou leur participation à nos formations ou de recherche d'actions pour réussir à protéger de l'exposition aux toxiques leur enfant toutes les femmes enceintes.

Melle S. Amraoui, Dr F. Andrès, Dr E. Ardier, M. P. Astier, Pr Y. Aubard, M. G. Audureau, M. J.-B. Bas, Dr G. Barau, Dr P. Bauche, Pr M. Berland, Pr Y. Berland, Mme M.-C. Blanchard, Mme F. Bonfils, Pr A. Bongain, M. J.-L. Bonnet, Dr J.-M. Bourguignon, Pr L. Boubli, Pr P. Boulot, Dr A. Braillon, Dr B. Branger, Pr M. Brazier, Dr H. Bruel, M. Y. Bubien, M. J.-M. Budet, Pr J.-P. Bureau, Dr S. Chaplot, Mme E. Caillot, M. P. Castel, Mme I. Cecot, Dr P. Closset, Pr M. Collet, Dr M. Contal, Mme Coquisart, Mme V. Courtin, Pr D. Dallay, Mme Dams, Dr T. Danel, Dr E. Darnis, Pr B. et Dr M.-D. Dautzenberg, Mme E. Dautzenberg, Dr G. Dauptain, M. Ph. De Bruyn, Pr V. Debarge-Houfflin, Mme C. Delannoy, Dr A. Delcroix-Boyaval, Dr D. Delette, Mme A. Demeester, Mme H. Deneuvéglise, Dr G. Depadt, Dr N. Dequidt, Mme V. Desmarchelier, Dr L. Desnoulez, Pr A. Destée, Drs M. et B. Desurmont, Pr M. Detilleux, Dr K. Devoldère, Dr A. Diguet, Dr C. J. Dietsch, Mme C. Dieudonné, Dr C. et MP.

Dognin, Pr M. Dommergues, Dr P. Donze, Pr G. Dubois, M. J.-L. Durousset, Dr A. Duroy, Dr E. Éléfant, Pr C. d'Ercole, Mme F. Fabre, Dr J.-P. Fabries, M. T. Fatome, Dr F. Fellinger, Me P. de Fontbressin, M. P. Forcioli, Dr P. Fournet, Pr M. Galliot-Guilley, M. A. Gallois, Pr M. Gamerre, Mme Ch. Gandon, Dr T. Gauthier, M. A. Germillon, Dr B. Gouget, Mme J. Girona, Dr P. Gœusse, Pr J. Gondry, Dr H. Gourlain, Mme G. Graziolli, Dr B. Guerin du Masgenet, Dr Ph. Guichenez, Mme S. Guillaume, Dr J.-M. Guillet, Pr B. Hedon, Pr R. Henrion, Mme N. Hochedez, Pr G. Huchon, Mme M.-J. Husset, Pr J.-F. d'Ivernois, Mme A. Jacotot, Pr B. Jacquetin, Dr C. Jamin, Dr L. Josseran, Dr L. Karila, Mme M.-J. Keller, Dr G. Kouchner, Pr J. Lansac, Dr A. Lanteaume, Pr A.-L. Le Faou, Mme Leroux, Mme C. Leroy, Dr P. Leblanc, Dr B. Le Maître, Dr Ph. Lemarié, Pr D. Lemery, Dr M. Levasseur, Mme C. Liberge, Pr Léonetti, Mme P. Mange, Pr P. Mares, Dr B. Maria, Dr D. Marié, Pr L. Marpeau, Dr P. Marquis, Pr S. Marret, Pr Y. Martinet, Dr D. Martin, Dr G. Masson, Dr P. Maurel, M. P. Melihan-Chenin, Mme S. Miguel, Pr J. Milliez, Mme C. Monard, Mr J.-J. Montagne, Dr C. Morisot, Dr F. Morvan, M. B. Moscatelli, Pr D. Mouliès, Dr J. de Mouzon, Dr Y. Nadjari, Dr F. Navarro, Mme F. Nguyen, Pr I. Nisand, Dr J. Nizard, Pr R. Nordmann, M. E. Noulet, Mme M. et Dr H. Pauchet, Pr B. Paniel, M. Pantalacci, Mme C. Pelle, Dr D. de Penanster, Pr F. Perrotin, Mme B. Peyraud, Pr H.-J. Philippe, M. P. Pichon, M. A. Piquemal, Mme M. Pointeau, Mme M. et Dr A. Potier, Mme M.-A. Poulain, Dr J.-F. Prolongeau, Pr F. Puech, Pr H. Pujol, Mme D. Pulido, Pr C. Racinet, Pr F. Raphaël, M. P. Rayroles, Dr M. Rognon, Mme C. Robert, Mme Robiquet, Dr P. Rouzaud, Mmes E. et P. Rolin, Dr M.-A. Rozan, Dr E. Salomé, Dr C. Salonne, Dr A. Santiquet, Dr J.-R. Sassin, M. J.-P. Segade, Dr J. Sehabiague, Mme E. G. Sledziewski, MM. F. et J. Simon, Pr N. Simon, Pr L. Storme, Dr Tardif, Mme F. Tasson, Mme F. Teurnier, Dr D. Thomas, Dr D. Therby, Dr B. Théret, Dr J. Thévenot, Me B. Titran, Dr T. To, Dr A. Trébucq, Pr A. Treisser, Pr M. Tubiana, Dr L. Urso, Pr M. Uzan, Dr B. Vancortenbosch, Dr F. Venditelli, Dr Y. Verhaegue, Dr I. Verheyde, Mme Verhoest, M. L. Vincenzutti, Dr J. Visier, M. G. Vincent, Mme J. Voisin, Pr C. Voisin, Dr E. Wafo, Mme A.-F. Wattelle, Dr V. Zerr, Dr Ziai, Dr A. Zouarie, Dr G. Zylberberg, ainsi que la CRAM 59-62, la LNCC 59 et l'INPES.

TABLE DES MATIÈRES

Préface – **Grossesse, tabac, alcool et cannabis**
par Nora Berra, Secrétaire d'État en charge de la Santé 3

Chapitre I – **Consommations féminines à risques** 7

I. Femmes en dépendance : images et construction des comportements, 7 – II. Tabagisme des adolescentes, 10 – III. Effets bucco-dentaires, cutanés, gynéco-urologiques, 18.

Chapitre II – **Tabac et grossesse** 24

I. Tabac et grossesse : situation actuelle, 24 – II. Conséquences sur la grossesse, 31 – III. Conséquences sur le fœtus, 34 – IV. Dépistage et prise en charge, 40 – V. L'accouchement, 60.

Chapitre III – **Cannabis et grossesse** 71

I. Cannabis et grossesse, aspects généraux, 71 – II. Conséquences du cannabis sur la fertilité et la grossesse, 73 – III. Conséquences de l'exposition prénatale au cannabis sur le fœtus, 77 – IV. Dépistage des consommations de cannabis et mesure du CO expiré, 80 – V. Prise en charge des femmes enceintes consommatrices de cannabis, 81 – VI. Accouchement et cannabis, 85.

Chapitre IV – **Allaitement maternel, *post-partum* et addictions** 87

I. Allaitement maternel et addictions maternelles : tabac, cannabis, 87 – II. Contraception et *post-partum*, 94 – III. Dépression, consommations à risques, 96.

Chapitre V – **Grossesse : objectif zéro tabac** 98

I. Le tabagisme maternel face à la communauté publique, 98 – II. Des mesures à prendre, des solutions émergentes, 104.

Conclusion 122
Remerciements 124

Mis en pages et imprimé en France
par JOUVE
1, rue du Docteur Sauvé, 53100 Mayenne
mai 2011 - N° 670989Y

JOUVE est titulaire du label imprim'vert®